日本歯科医学会が選出

医科歯科連携に役立つ

キーワード
200
KEYWORD

歯科医師・歯科衛生士のためのポケットブック

［監著］

一戸達也　石垣佳希　弘中祥司

クインテッセンス出版株式会社　2018

QUINTESSENCE PUBLISHING

Berlin, Barcelona, Chicago, Istanbul, London, Milan, Moscow, New Delhi, Paris, Prague, São Paulo,
Seoul, Singapore, Tokyo, Warsaw

序文

　超高齢社会の現在、厚生労働省は、約800万人の団塊の世代が75歳以上の後期高齢者となる2025年を目途に、高齢者の尊厳の保持と自立生活の支援の目的のもと、可能な限り住み慣れた地域で自分らしい暮らしを人生の最期まで続けることができるような、地域の包括的な支援・サービス提供体制（地域包括ケアシステム）の構築を推進しています。そこでは、医師、歯科医師、看護師、歯科衛生士、ケアマネージャーなど、多くの職種がそれぞれの専門的な知識と技能を活用しながら患者さんを中心とした生活支援の体制に関与する必要があります。そしてこのためには、歯科医師や歯科衛生士は多職種と連携するために医療・介護の現場で使用される用語を理解し、適切に使用できる能力が求められます。

　このような現状をふまえ、日本歯科医学会では歯科医学教育・生涯研修協議会を設置し、平成28年9月に「医科歯科連携に必要なキーワードリスト」をまとめました。このキーワードリストは、医療・介護の現場でよく使用される約350語をリストアップし、自己学習を支援することを目的と作成されています。このため、このキーワードリストにはそれぞれの用語の意味は記載されていません。

　今回、このキーワードリストに収載された用語のうち、特に重要と思われる200語を選び、解説文に写真やイラスト、参考となる資料等を加えたポケットブックを発行することとなりました。1項目を1ページにまとめることによって、読みやすく理解しやすい構成としました。ただし、完全な解説を目的とした書籍ではありませんので、より深い理解のためには、専門書を参照されることをお薦めいたします。

　本書が多職種連携の現場でその機能を発揮し、歯科医師や歯科衛生士の方々が十分に専門職としての役割を果たすためのお手伝いができれば、編者としてこれに過ぎる喜びはありません。最後に、本書の編集にあたってさまざまなご助言をいただいた、日本歯科医学会の住友雅人会長に御礼申し上げます。

平成30年6月
一戸達也

執筆者一覧

（五十音順、敬称略）

安藤有里子	田中　彰
石井良昌	鳥山佳則
石垣佳希	内藤克美
伊藤孝訓	永尾　康
一戸達也	野村武史
岩渕博史	長谷川篤司
枝広あや子	濱田良樹
小笠原健文	平田創一郎
片倉　朗	平野浩彦
嘉手納未季	弘中祥司
上條英之	藤井一維
菊谷　武	船津敬弘
熊谷賢一	マイヤース三恵
佐藤裕二	丸岡靖史
澁井武夫	宮田　勝
荘司洋文	渡辺　久
杉原直樹	渡邊　裕

CONTENTS

病棟関連

安静度……………………… 9
イブニング・ケア……………… 10
ウォーキング・カンファレンス
………………………………… 11
エンゼル・ケア………………… 12
カーデックス…………………… 13
ガウン・テクニック…………… 14
感染管理看護師(ICN)………… 15
清潔区域………………………… 16
体位……………………………… 17
徘徊……………………………… 18
ハイケアユニット……………… 19
ヒヤリ・ハット………………… 20
プライマリ・ナーシング
（個別看護方式）……………… 21
モーニング・ケア……………… 22

器具関連

オージオメーター……………… 24
オプタコン……………………… 25
介護ロボット…………………… 26
気管カニューレ………………… 27
義肢……………………………… 28
経鼻胃管(NGチューブ)……… 29
ケリーパッド…………………… 30
自助具…………………………… 31

装具……………………………… 32
電動吸引器……………………… 33
頭部保護帽……………………… 34
トーキングエイド……………… 35
トランスファーシート………… 36
ネブライザー…………………… 37
パルスオキシメーター………… 38
ペースメーカー………………… 39
ベッド…………………………… 40
補装具…………………………… 41

サービス・事業関連

アクティビティサービス……… 43
移送サービス…………………… 44
介護給付………………………… 45
介護サービス計画……………… 46
居宅サービス計画……………… 47
グループリビング……………… 48
口腔機能向上サービス………… 49
コミュニティケア……………… 50
在宅介護………………………… 51
在宅サービス…………………… 52
社会的支援ネットワーク……… 53
ショートステイ………………… 54
ソーシャルワーク……………… 55
短期入所療養介護……………… 56
地域福祉権利擁護事業………… 57
地域包括支援センター………… 58
通所介護………………………… 59

通所リハビリテーション…………60

定期巡回・随時対応型訪問介護看護
…………61

デイケア…………62

デイサービス…………63

入浴介護…………64

訪問栄養食事指導…………65

訪問介護…………66

訪問看護…………67

訪問入浴…………68

ホームヘルプサービス…………69

看取り介護…………70

療養食…………71

機関・施設関連

介護保険施設…………73

介護老人保健施設…………74

居宅介護支援事業者…………75

居宅サービス事業者…………76

グループホーム…………77

ケアハウス…………78

軽費老人ホーム…………79

在宅介護支援センター…………80

市町村保健センター…………81

宅老所…………82

デイホスピタル…………83

特別養護老人ホーム…………84

認知症疾患医療センター…………85

認知症対応型共同生活介護…………86

訪問看護ステーション…………87

ホスピス…………88

ボランティアセンター…………89

有料老人ホーム…………90

養護老人ホーム…………91

老人憩いの家…………92

老人介護支援センター…………93

老人休養ホーム…………94

老人性認知症疾患療養病棟…………95

老人デイサービスセンター…………96

老人福祉施設…………97

老人福祉センター…………98

老人ホーム…………99

法律関連

介護保険法…………101

社会福祉法…………102

障害者の日常生活及び社会生活を総
合的に支援するための法律…………103

障害を理由とする差別の解消の
推進に関する法律…………104

障害者基本法…………105

精神保健及び精神障害者福祉に
関する法律…………106

発達障害者支援法…………107

福祉六法…………108

老人保健法…………109

資格・職種関連

アドボケイト…………111

医療ソーシャルワーカー（MSW）
…………112

介護アテンドサービス士⋯⋯⋯113
介護支援専門員（ケアマネジャー）
⋯⋯⋯⋯⋯⋯⋯⋯⋯⋯⋯⋯114
介護福祉士⋯⋯⋯⋯⋯⋯⋯115
ガイドヘルパー⋯⋯⋯⋯⋯116
管理栄養士⋯⋯⋯⋯⋯⋯117
義肢装具士⋯⋯⋯⋯⋯⋯118
ケースワーカー⋯⋯⋯⋯⋯119
言語聴覚士（ST）⋯⋯⋯⋯120
作業療法士（OT）⋯⋯⋯⋯121
査察指導員⋯⋯⋯⋯⋯⋯122
視能訓練士（CO）⋯⋯⋯⋯123
社会福祉士（SW）⋯⋯⋯⋯124
シルバー110番⋯⋯⋯⋯⋯125
精神保健福祉士（PSW）⋯⋯⋯126
成年後見人⋯⋯⋯⋯⋯⋯127
聴能訓練士（AT）⋯⋯⋯⋯128
認知症ケア専門士⋯⋯⋯⋯129
訪問介護員⋯⋯⋯⋯⋯⋯130
保健師⋯⋯⋯⋯⋯⋯⋯⋯131
民生委員⋯⋯⋯⋯⋯⋯⋯132
理学療法士（PT）⋯⋯⋯⋯133
臨床心理士⋯⋯⋯⋯⋯⋯134

処置関連

医学的リハビリテーション⋯⋯136
一次救命処置⋯⋯⋯⋯⋯⋯137
胃ろう（PEG）⋯⋯⋯⋯⋯138
クリニカルソーシャルワーク⋯139
ケアカンファレンス⋯⋯⋯140
経管栄養⋯⋯⋯⋯⋯⋯⋯141

行動療法⋯⋯⋯⋯⋯⋯⋯142
在宅酸素療法（HOT）⋯⋯⋯143
在宅自己腹膜灌流（CAPD）⋯⋯144
在宅療法⋯⋯⋯⋯⋯⋯⋯145
若年性認知症ケア⋯⋯⋯⋯146
シャント⋯⋯⋯⋯⋯⋯⋯147
精神的ケア⋯⋯⋯⋯⋯⋯148
ターミナルケア⋯⋯⋯⋯⋯149
タッピング⋯⋯⋯⋯⋯⋯150
中心静脈栄養法（IVH）⋯⋯⋯151
透析⋯⋯⋯⋯⋯⋯⋯⋯⋯152
認知症ケア⋯⋯⋯⋯⋯⋯153
認知症短期集中リハビリテーション
⋯⋯⋯⋯⋯⋯⋯⋯⋯⋯⋯⋯154
膀胱留置カテーテル⋯⋯⋯155
膀胱ろう⋯⋯⋯⋯⋯⋯⋯156
マカトン法⋯⋯⋯⋯⋯⋯157
ユニットケア⋯⋯⋯⋯⋯⋯158

制度・保険関連

機能訓練計画⋯⋯⋯⋯⋯160
ケアプラン、ケアマネジメント
⋯⋯⋯⋯⋯⋯⋯⋯⋯⋯⋯⋯161
健康手帳⋯⋯⋯⋯⋯⋯⋯162
健康日本21⋯⋯⋯⋯⋯⋯163
後期高齢者⋯⋯⋯⋯⋯⋯164
高齢者共同生活支援事業⋯⋯165
高齢者保健福祉推進10か年戦略
（ゴールドプラン）⋯⋯⋯⋯166
ゴールドプラン21⋯⋯⋯⋯167
在宅復帰支援機能⋯⋯⋯⋯168

施設サービス計画……………169
準ユニットケア………………170
自立支援医療…………………171
新ゴールドプラン……………172
身体介護中心型………………173
新寝たきり老人ゼロ作戦……174
生活援助中心型………………175
21世紀における国民健康づくり運動
………………………………176
日本介護福祉会方式…………177
日本社会福祉会方式…………178
訪問介護計画…………………179
訪問看護計画書………………180
老人健康保持事業……………181
老人訪問看護指示……………182

疾患名関連

うつ病…………………………184
誤嚥性肺炎（呼吸器疾患）………185
細菌感染症（溶連菌、緑膿菌）……186
失語症…………………………187
神経・運動障害………………188
整形外科疾患…………………189
精神遅滞・発達障害…………190
てんかん………………………191
難聴（伝音性、感音性、老人性）…192
認知症…………………………193
脳血管障害……………………194
白内障、緑内障………………195

その他

アクセスフリー………………197
アセスメントシート…………198
アドボカシー…………………199
インフォームド・コンセント(IC)
………………………………200
栄養ケアマネジメント………201
オストメイト…………………202
関節可動域（ROM）……………203
クオリティ・オブ・ライフ（QOL）
………………………………204
コミュニケーション（言語的・非
言語的）………………………205
支持基底面……………………206
社会的入院……………………207
手段的日常生活活動作（IADL）…208
スピーチロック………………209
尊厳死…………………………210
ドメスティック・バイオレンス
（DV）…………………………211
日常生活動作（ADL）…………212
ノーマライゼーション………213
バリアフリー…………………214
ユニバーサルデザイン………215
リビング・ウィル……………216
老老介護………………………217

病棟関連　付録資料…………218
処置関連　付録資料…………219

1

Keyword 200

病棟関連

安静度
bed rest level

病棟関連

　周術期などの患者で、日常生活機能を評価し、病状に合わせた療養中の安静の程度を表すもの。疾患別に施設ごとに設定されてパスに用いられることが多い。周術期では絶対安静、ベッド上安静、安静臥床、病室内、病棟内、院内の順に活動制限を術後の回復に併せて進められる。近年では術後の活動量の制限や安静状態が継続すると全身の臓器に生じる二次的障害として廃用症候群が定義される。特に高齢者では、二次性のサルコペニアを認めることも多いので不要な安静臥床を避けて、早期離床に向けて安静度を進めていく必要がある。

日常生活機能評価表

患者の状況	得　点		
	0点	1点	2点
床上安静の指示	なし	あり	
どちらかの手を胸元まで持ち上げられる	できる	できない	
寝返り	できる	何かにつかまればできる	できない
起き上がり	できる	できない	
座位保持	できる	支えがあればできる	できない
移乗	できる	見守り・一部介助が必要	できない
移動方法	介助を要しない移動	介助を要する移動（搬送を含む）	
口腔清潔	できる	できない	
食事摂取	介助なし	一部介助	全介助
衣服の着脱	介助なし	一部介助	全介助
他者への意思の伝達	できる	できる時とできない時がある	できない
診療・療養上の指示が通じる	はい	いいえ	
危険行動	ない	ある	
※　得点：0～19点 ※　得点が低いほど、生活自立度が高い。		合計得点	点

日常生活機能評価の手引き（厚生労働省より）。
回復期リハビリテーション病棟に入院した患者を対象に左記の項目に準じて評価を行う。入院時、退院時、転院時に評価する。これの合計点により自立度、安静度を決定していく指標となる。

参考資料
若林秀隆．高齢者の廃用症候群の機能予後とリハビリテーション栄養管理．静脈経腸栄養　2013；28（5）：1045-1050．

イブニング・ケア
evening care

病棟関連

　就寝前に行うケアのこと。1日の流れに沿った時間帯で、ADL（日常生活動作）に影響を与える要因が集中する就寝前に重点的に日常のケアに介入することで、ADLを維持・向上させることが目的である。具体的には更衣、移動、排泄などを看護師が中心となってケアを行う。また、施設によっては理学療法士、作業療法士も介入している。

参考資料

花田荘平，平間　勝，福田直子，横山　司．モーニング・イブニングケアについての意識調査．PT・OTが関わることについて．理学療法　進歩と展望　2014；18：32-35.

ウォーキング・カンファレンス
walking conference

　従来のナースステーションで行う看護業務の引継ぎや話し合いを、各々の患者のベッドサイドで行う患者参加型のカンファレンス。患者の意見や要望を考慮し、合意を得ながら看護計画の作成や修正などを行う。患者自身やその家族の希望を看護に反映でき、短期間に円滑に情報収集と意思統一が図れることなどの利点がある一方で、同室者への患者情報の流失の可能性があるため、プライバシーの保護に配慮する必要がある。ベッドサイドミーティングとも呼ばれる。

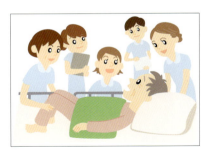

ウォーキング・カンファレンスのイメージ。

病棟関連

病棟関連

エンゼル・ケア
angel care

　亡くなった直後に行う死後処置で、看護師を中心として病床で行われるケアのこと。化粧や体を清拭するなどにより、療養中の外見の変化を人生の最期にふさわしい姿に整容することが目的である。また、生前から関わりの深かった方の精神的なケアも含んでいる。施設で方法は異なっており、また定まった方法もないため、御家族の意向も考慮しながら行われることが多い。

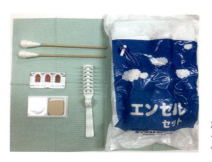

施設によってエンゼル・ケアのためのセットが準備されている。

参考資料

田中勝男, 藤村恭子, 山田純子. エンゼルケアに関する実態調査からの考察. 日農医誌　2016；65(4)：879-883.

カーデックス
cardex

病棟関連

　病棟などの看護現場で使われる記録類の１つ。患者の病室、ベッド番号、氏名、年齢性別、病名、入院年月日、担当医師名、治療内容、処置、看護計画など、その患者について必要最小限の事項を患者別に書類にまとめ、専用ファイルにはさんだもの。本来、事務用品の商品名に過ぎなかったが、看護の現場でこのように特有の使い方をしたのが定着したと考えられる。現在は電子カルテの導入により、カーデックスは使用されない傾向にある。

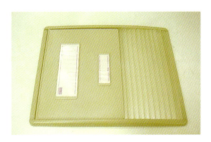

カーデックスは、はめ込み式の取り外しができるカードからなっており、カードの端が一枚ごとにずれて見出しのようになっている。カーデックスを開くとカードの内容を一覧できる。

参考資料
永井良三, 田村やよひ(監修). 看護学大辞典第６版. 東京：メヂカルフレンド社, 2013.

ガウン・テクニック
gown technique

病棟関連

　感染予防の方法の1つで、医療者が身につける非滅菌もしくは滅菌の予防衣(ガウン)、手袋などの正しい着脱方法。標準予防策(スタンダードプリコーション)ならびに接触感染予防策として行う場合や、手術室などで観血処置時に行う場合がある。特に滅菌ガウン装着にあたっては、清潔な状態を維持するための手順があり、介助者とともに着用する。また、ガウン、手袋などを脱ぐときは汚染された側を内側に向け、外部に接触させないように注意する必要がある。

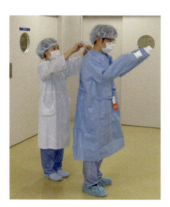

ガウンテクニックの手順(クローズド法)。
滅菌ガウンを汚染することなく着用するには、手袋を先に着用するオープン法と、最後に着用するクローズド法がある。

参考資料

廣瀬千也子(監修). 感染管理QUESTION BOX2. 標準予防策と感染経路別予防策. 東京：中山書店, 2005.

感染管理看護師（ICN）
Infection Control Nurse

病棟関連

　感染症、感染管理に関する専門的知識を有し、病院などの医療機関において、医師、薬剤師などの多職種で構成される感染対策チーム（Infection Control Team：ICT）に所属し、院内のサーベイランス、感染防止策の提言と教育的介入などを行い、感染管理、院内感染予防を実施する看護師である。厚生労働省は、2012年に保険収載された感染防止加算に係る看護師設置要件として「5年以上感染管理に従事した経験を有し、感染管理にかかわる適切な研修を修了した専任の看護師」として、研修要件を表のように定めている。

　なお、日本看護協会では、資格認定制度として、感染管理、感染症看護の分野で、感染管理認定看護師と感染症看護専門看護師の2つの資格認定を行っている。

表　感染管理にかかわる研修内容（厚生労働省通知）

ア．国および医療関係団体等が主催する研修であること
（6月以上かつ600時間以上の研修期間で、修了証が交付されるもの）
イ．感染管理のための専門的な知識・技術を有する看護師の養成を目的とした研修であること
ウ．講義および演習により、次の内容を含むものであること
（イ）感染予防・管理システム
（ロ）医療関連感染サーベイランス
（ハ）感染防止技術
（ニ）職業感染管理
（ホ）感染管理指導
（ヘ）感染管理相談
（ト）洗浄・消毒・滅菌とファシリティマネジメントなどについて

参考資料

厚生労働省．基本診療料設置基準通知．平成24年2月24日．http://www.mhlw.go.jp/bunya/iryouhoken/iryouhoken15/dl/5-2-1.pdf（平成30年6月8日アクセス）

清潔区域

clean area

病棟関連

　病院内の各室は、その用途に応じて、空気清浄度によるゾーニング分類がなされている。（Ⅰ）高度清潔区域、（Ⅱ）清潔区域、（Ⅲ）準清潔区域、（Ⅳ）一般清潔区域、（Ⅴ）汚染管理区域——に分類される。清潔区域は一般手術室が該当し、高性能以上のフィルタを使用して空気清浄化を行い、周辺諸室に対して適切な空気圧（陽圧）と気流の方向を維持する環境とされる。一般的に、準清潔区域以上は、室内圧を陽圧として、気流の方向をコントロールしている。逆に汚染管理区域は陰圧として、室外への漏出防止策が取られている。

表　病院内各室の空気清浄度による清浄度区分（ゾーニング）

クラス	ゾーニング名称	適用	該当室（例）	室内圧
Ⅰ	高度清潔区域	HEPAフィルタを使用した垂直層流方式または水平層流方式を運用し、周辺諸室に対して陽圧を維持する。	バイオクリーン手術室 バイオクリーン病室 （易感染患者用）	陽圧
Ⅱ	清潔区域	高性能以上のフィルタを使用して空気清浄化を行い周辺諸室に対して適切な空気圧（陽圧）と気流の方向を維持する。	一般手術室	陽圧
Ⅲ	準清潔区域	Ⅱよりもやや清浄度を下げてもよいが、一般清潔区域より高度な清浄度が要求される。	ICU・CCU・NICU・分娩室・血管造影室	陽圧
Ⅳ	一般清潔区域	原則として開創状態でない患者が在室する一般的な区域。	一般病室・診察室・待合室・X線撮影室・調剤室など	等圧
Ⅴ	汚染管理区域	有害物質が存在し、感染性物質が発生する室で、室外への漏出防止のため、陰圧を維持する区域。	RI室管理区当該室・細菌検査室・空気感染症病室・便所・汚物処理室・ごみ処理室など	陰圧

日本医療福祉設備協会：病院空調設備の設計・管理指針 HEAS-02-2004　より　一部改変

参考資料

（一社）日本医療福祉設備協会. 病院空調設備の設計・管理指針 HEAS-02-2004.
東京：日本医療福祉設備協会，2004.

体位
position

　傷病者に適した姿勢を保つことは、呼吸、血液循環の維持、苦痛の軽減、症状の悪化防止に有効である。体位には、仰臥位(背臥位)、腹臥位、側臥位、坐位、半坐位、ファーラー体位、うずくまり、シムス体位、切石位(砕石位)、頭部低位、トレンデンブルク体位(骨盤高位)、胆石位、右腎位、立位などがある。

　迷走神経反射により発症する歯科治療時の疼痛性ショック(いわゆるデンタルショック)時の体位は、仰臥位として両下肢を挙上する。

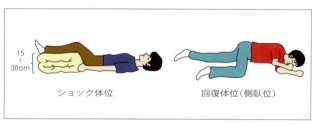

代表的な体位。

参考資料
1. 伊藤正男, 井村裕夫, 高久文麿(総編集). 医学書院 医学大辞典 第2版. 東京:医学書院, 2009.
2. 日本救急医学会. 医学用語解説集. http://www.jaam.jp/html/dictionary/index.htm (平成30年3月22日アクセス)

病棟関連

徘徊
wandering

　広義では目的もなく歩き回ることであるが、狭義では認知症の「見当識障害」が原因で、本人の中で何かしら理由があって目的をかなえるために、無意識のうちに動き回ることをいう。

　徘徊への対応策として、デイサービスの利用や離床センサーの設置、GPSで居場所を把握する、コミュニケーションでストレスを軽減させる、徘徊防止鍵の設置などが挙げられる。

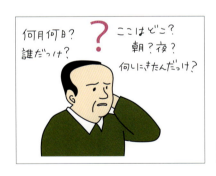

徘徊の要因となる見当識障害。

参考資料
1. 伊藤正男, 井村裕夫, 高久文麿(総編集). 医学書院 医学大辞典 第2版. 東京：医学書院, 2009.
2. 日本神経科学学会. 脳科学辞典. http://bsd.neuroinf.jp/(平成30年3月22日アクセス)

ハイケアユニット

high care unit

病棟関連

　集中治療室（ICU）と一般病棟の中間に位置する病棟で、ICUから移されてきた患者を対象とした高度治療室である。看護配置7対1の一般病棟とは異なり、より綿密な看護を行うため、4対1または5対1の看護配置を保っている。施設基準は専任の常勤医師、看護師、専用治療室、常備装置のほか「ハイケアユニット用の重症度、医療・看護必要度に係る評価票」による測定などで判定される。

A	モニタリング及び処置等	0点	1点
1	創傷処置（①創傷の処置（褥瘡の処置を除く）、②褥瘡の処置）	なし	あり
2	蘇生術の施行なしあり		
3	呼吸ケア（喀痰吸引のみの場合及び人工呼吸器の装着の場合を除く）	なし	あり
4	点滴ライン同時3本以上の管理	なし	あり
5	心電図モニターの管理	なし	あり
6	輸液ポンプの管理	なし	あり
7	動脈圧測定（動脈ライン）	なし	あり
8	シリンジポンプの管理	なし	あり
9	中心静脈圧測定（中心静脈ライン）	なし	あり
10	人工呼吸器の管理	なし	あり
11	輸血や血液製剤の管理	なし	あり
12	肺動脈圧測定（スワンガンツカテーテル）	なし	あり
13	特殊な治療法等（CHDF、IABP、PCPS、補助人工心臓、ICP測定、ECMO）	なし	あり
			A得点

B	患者の状況等	0点	1点	2点
14	寝返り	できる	何かにつかまればできる	できない
15	移乗	介助なし	一部介助	全介助
16	口腔清潔	介助なし	介助あり	
17	食事摂取	介助なし	一部介助	全介助
18	衣服の着脱	介助なし	一部介助	全介助
19	診療・療養上の指示が通じる	はい	いいえ	
20	危険行動	ない		ある
				B得点

ハイケアユニット用の重症度、医療・看護必要度に係る評価票（厚生労働省保医発0305第2号より）。

病棟関連

ヒヤリ・ハット
medical incident

　日常診療の現場で患者に被害が及ぶことはなかったが、"ヒヤリ"としたり、"ハッ"とした経験を有する事例のこと。具体的には医療行為が、①患者には実施されなかったが、仮に行われたとすれば、なんらかの被害が予測される場合②患者には実施されたが結果的に被害がなく、またその後の観察も不要であった場合——に該当する場合などを指す。

　医療事故を未然に防止するためには、ヒヤリ・ハットを自覚できる感性と、ヒヤリ・ハット体験を多くの人と共有しようとする態度、再発防止のための対策とその実施が必要である。病院などの医療機関においては、リスクマネージャーが各部署で任命され、ヒヤリ・ハットをもれなく報告させるように促し、その分析評価を行って事故に結びつかないよう、業務の見直しやシステムの改善に取り組んでいる。（ヒヤリハット報告書についてはP218付録資料を参照）

参考資料
厚生労働省. 厚生労働省リスクマネージメントマニュアル作成指針. http://www1.mhlw.go.jp/topics/sisin/tp1102-1_12.html（平成30年3月26日アクセス）

プライマリ・ナーシング
（個別看護方式）
primary nursing

病棟関連

　各患者を入院から退院まで継続して一人の看護師が担当し、24時間にわたりその患者のケアを決定する看護方式で看護の主体性や責任性の発揮、患者中心の看護を提供する代表的な方式。プライマリ・ナーシングの変法であるモジュール型継続受持方式（1つの病棟内を2つ以上のチームに編成して各チーム内の看護師をさらに数名ずつに振り分け、この単位で担当患者の入院から退院までの看護を担当する）も提唱されている。

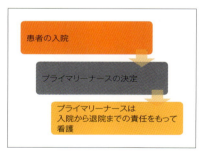

プライマリ・ナーシング流れ。

参考資料
1．松木光子（編）．クオリティケアのための看護方式．プライマリナーシングとモジュール型継続受持方式を中心に．改訂第2版．東京：南江堂，1977；19-45．
2．松木光子．看護チームのケアと主体者．看護展望　1986；11(1)：9-13．

病棟関連

モーニング・ケア
morning care

　朝、起床時に行われるケア。体調確認、洗顔、整髪、着替えなどの身支度、食事介助など、朝の一連の生活動作のサポートのこと。起床介助、起床ケアと呼ばれることもある。

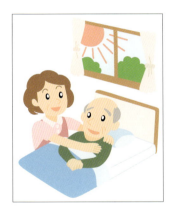

起床介助のイメージ。

2

Keyword 200

器具関連

オージオメーター
Audiometer

オージオメーター(聴力計)とは、信号音を発信する器械のこと。聴力の測定や耳鳴検査に用いる。発信させる信号音の高さ(周波数:Hz)や大きさ(音圧:dB)をコントローラー上で変更することが可能で、さまざまな音を電気的に発することができる。一般にヒトが音として聞き取れるのは、20～20,000Hzの周波数といわれる。難聴の程度を調べる際に、選別検査では1,000Hzの30dBで日常会話を聴き取る聴力があるかどうかを調べる。

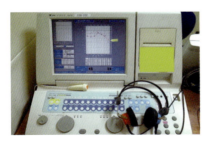

標準純音聴力検査で使用する際は、ヘッドホンを直接被験者の耳にあて、難聴の程度を診断する。健康診断などで、選別聴力検査を行う際は、一般に1,000Hzの30dB(低音域)と4,000Hzの40dB(高音域)の音を用いる。

参考資料

小林一女. すぐに役立つ耳鼻咽喉科臨床検査 オージオメーターでできる検査.
ENTONI 2009;107:7-14.

オプタコン
Optical-to-tactile converter

器具関連

　オプタコンとは、optical-to-tactile converterの略であり、スタンフォード大学のLinvillとBlissらによって盲人用文字読取装置として、1970年代に開発された器械である。カメラを印刷物の上に乗せて動かすと、そのカメラがとらえた文字の形そのままにピンが振動するので、盲人は指の先で文字を読むことができる仕組みになっている。しかし、英数字なら比較的わかりやすい反面、複雑な字体の場合には判別が難しいという欠点がある。また、PCを利用した文字音声化技術が発展しているため、現在は使用されていない。

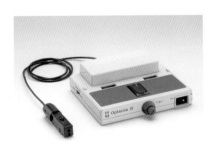

オプタコン(現在は販売終了。写真提供：キヤノンマーケティングジャパン株式会社)。視覚代行器であるオプタコンは、盲人用文字読取装置としてキヤノン社が販売を担当していた。当時は国内だけでなく欧米でも販売され、わが国でも数百台普及している。

参考資料
1. 小柳恭治, 志村　洋, 山県　浩, 永田三郎. オプタコン研究の動向(2). 特殊教育学研究 1980；17：55-70.
2. 和気洋美. 特集・視覚代行. 人間工学　1988；24：143-149.

器具関連

介護ロボット
robotic devices for nursing care

　介護ロボットとは、要介護者を補助し、介護者側の負担を軽減することを目的に開発されているロボット機器をいう。「介護支援ロボット」や「介護福祉ロボット」とも呼ばれる。介護ロボットが注目されている背景として、介護現場の人手不足が挙げられる。介護ロボットは、移乗・入浴・排泄など介護業務の支援をする介護支援型ロボットと、歩行・リハビリ・食事・読書など介護される側の自立を促す自立支援型ロボット、そして見守りやコミュニケーションを目的としたなどを目的としたコミュニケーション・セキュリティ型ロボットに分類される。

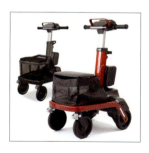

歩行アシストカート（写真提供：RT.ワークス株式会社）。
わが国では、2013（平成25）年6月に、経済産業省と厚生労働省が「ロボット技術の介護利用における重点分野」を策定し、介護ロボットの開発支援を行うと発表した。

参考資料
1．加藤智幸, 比留川博久, 石川公也, 橋本政彦. 特集　施設で活かす介護ロボット. 地域ケアリング　2017；19(14)：13-18.
2．山田憲嗣. 介護ロボットの現状と課題. 日老医誌　2015；52：322-327.
3．介護ロボットポータルサイト. http://robotcare.jp/（平成30年3月26日アクセス）

気管カニューレ
tracheal cannula

器具関連

　先天性（小下顎症や喉頭軟化症など）もしくは後天性（上気道部の腫瘍、重度意識障害など）の疾患により挿管管理を必要とされる状態のうち、その期間が長期におよぶ場合には気管切開が施される。その切開部より挿入されるチューブが気管カニューレである。

　基本的な構造は前頸部の皮膚から気管までの気道を確保する「パイプ」に頸部に固定するための「フレーム」からなっているが、患者の状態に応じて口腔の分泌物の気道への侵入を予防する「カフ」が付いているものや、チューブの閉塞防止のために二重構造になっているもの、発声可能となっているカニューレもある。

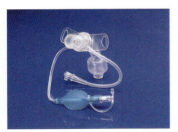 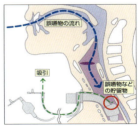

一般的なカフ付きカニューレと挿入中の断面図（写真提供：株式会社高研 ©2018　KOKEN CO.,LTD.）。カフがあることにより誤嚥物をカフ上にとどめ、吸引孔から除去することが可能となっている。

参考資料
梅崎俊郎(監修). 気管カニューレの種類とその使い分け　第8版. 東京：株式会社高研, 2014.

器具関連

義肢
prosthesis

　義肢は上肢に用いられる義手と下肢に用いられる義足の総称であり、その作製は医師の処方のもと義肢装具士によって行われる。外見の再現を主にした装飾用と日常生活を行うために動作を主にした能動用とがある。どちらも装着後、すぐに支障なく使用することは困難であり、理学療法士、作業療法士らとの訓練が必要である。

　なお、歯科治療時のデンタルチェアーを動作させる際には知覚がないために、挟み込みをしないように注意する必要がある。

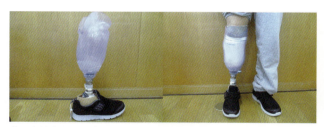

義足本体（左）と装着した状態（右）。足首までをズボンで覆ってしまえば外見上は目立たない。陸上競技に使用される能動用の義足ではカーボンファイバー製の物もある。

参考資料

1. （一社）日本義肢装具士協会. 義肢と装具. http://www.japo.jp/top/gisisoug.html（平成30年4月20日アクセス）
2. 加倉井周一. 義肢装具にかかわる関連職種. リハビリテーション研究 1993；77：36-39.

経鼻胃管（NGチューブ）
nasogastric tube

器具関連

　経鼻胃管は非侵襲的な方法で挿入することが可能で、抜去すればなんら障害を残さないという大きな利点がある。経鼻胃管の先端を胃内に留置する手技は、ベッドサイドで施行することができるが、気管内への誤挿入、およびそれにともなう経腸栄養剤の気管内注入などの問題が発生する危険がある。そのため、胃管の先端が胃内に留置されていることを確認してから、経腸栄養剤の投与を開始しなければならない。その確認は、空気注入にともなうバブル音の聴診、胃内容物の吸引やその吸引物のpH測定、あるいはX線撮影などによって行われている。

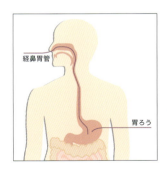

経鼻胃管は胃ろうに比べると腹部を穿孔させずに設置可能であるが、固定方法が重要となる。鼻翼を圧迫するような方向での固定は、鼻翼の潰瘍を形成するリスクがあるので注意が必要である。

参考資料
日本静脈経腸栄養学会．静脈経腸栄養ガイドライン第3版．静脈・経腸栄養を適正に実施するためのガイドライン．東京：照林社，2013．

ケリーパッド

Kelly Pad

　寝たきり高齢者の洗髪に用いられるゴム製の用具で、頭をパッド内に入れて洗髪し、汚水を一定方向に流すよう工夫され、洗髪パッドともいう。ベッド上で行うことができるため安静が必要な方に適している。事前にお湯やタオル、ラバーシーツなどを準備しておく必要があり、ベッド上で行うためベッドシーツや衣類が濡れてしまうと更衣やシーツ交換が必要となるため、濡れない工夫をしていくことが大切である。ケリーパッドがない場合はバスタオル、ビニール袋など身近なもので代用品を作製し使用することもある。

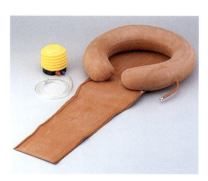

空気口から空気を送り込んで体の一部を浮き上がらせ、寝たきりの方の洗髪や体の部分洗いに便利。

参考資料

(株)クイック．動画でわかる！看護技術　洗髪．https://www.kango-roo.com/sn/m/view/64, https://www.kango-roo.com/sn/m/view/65(平成30年4月23日アクセス)

自助具
self-help device

　身体の不自由な人が日常の生活動作をより便利に、より容易にできるように工夫された道具。自助具は福祉機器の中でもっとも身近な道具であり、生活を広げるものである。具体的には、なんらかの病気で腕や手が麻痺、関節の硬直、指、腕等の切断など、身体の不自由により日常生活を送る上で不都合が生じた方、または各種動作に時間がかかってしまい人の助けを受けて行ってきた身の回り動作を、残された能力と自助具を使うことでできるだけ楽に自立した生活ができるよう、工夫や改良が加えられた生活を補助する道具を総称する。

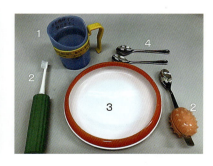

自助具の一例。鼻にあたるフチを低くしたコップ(1)、歯ブラシとスプーンにつけたシリコングリップ(2)、滑らない皿(3)、先曲がりのスプーン(4)。

参考資料
国立障害者リハビリテーションセンター福祉機器開発室. www.rehab.go.jp/ri/kaihatsu/suzurikawa/index.html(平成30年4月23日アクセス)

装具
brace

器具関連

　装具とは、病気やケガなどにより低下や失われた身体のさまざまな機能の回復や機能低下防止などを目的として用いる器具のこと。治療の手段の1つとして使われる治療装具、障害が固定した後に日常生活の動作の向上のための更生用装具などに大きく分けられ、装着する部位によって上肢装具、体幹装具、下肢装具に大別される。体幹装具は、首から腰の部分に装着する種類の装具で体重の支持、脊柱（背骨）の制限、脊柱の良姿位の維持や矯正を目的に使用される。頸部外傷や頸椎症などで使用する頸椎装具や、脊椎圧迫骨折などで使用する胸腰椎装具などがある。

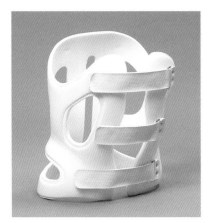

プラスチック製の胸椎装具で、圧迫骨折・術後固定・化膿性脊椎炎などに用いられる（写真提供：澤村義肢製作所）。

電動吸引器
electric aspirator

器具関連

　電動吸引器とは、気道内に貯留した唾液、痰、鼻汁などの分泌物をネラトンカテーテルや吸引カテーテルを接続して、分泌物を除去、吸引する器械のこと。鼻をかめない乳児、小児の鼻水を吸い出す電動鼻水吸引器もこの1つである。高齢者では、摂食嚥下障害患者や誤嚥性肺炎患者の増加にともない、喀痰吸引は患者家族、看護師のみではなく理学療法士、作業療法士、言語聴覚士、臨床工学技士、さらに喀痰吸引等制度により一定の研修を受けた介護職員も行うことができるようになった。歯科医療職は、口腔ケアや嚥下リハビリテーション施行時などに口腔内分泌物吸引として電動吸引器を使用する。

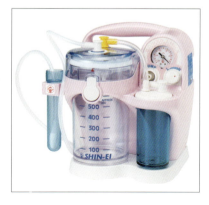

電動吸引器は、吸引圧や吸引時間に注意して使用する必要がある(写真提供：新鋭工業株式会社)。

頭部保護帽
head protection cap

　下肢や体幹の機能障害、知的障害などにより歩行が不安定な方や、てんかん発作にて転倒する方は、頭部受傷のリスクがあるため、安全のため頭部保護帽を着用する。
　障害者総合支援法に基づき、市町村が給付または貸与の対象としている場合もある。

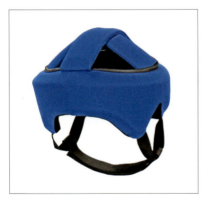

頭部保護帽は転倒による衝撃から頭部を保護する。最近では従来の物よりも、使用感や外観により配慮したデザインの商品が開発されている(写真提供：キヨタ株式会社)。

トーキングエイド
Talking Aid

　重い障害をもつ人々のコミュニケーションを補助する、コミュニケーションエイドのうちの一種であり、携帯用の会話補助装置である。脳や神経の障害により会話が困難で、音声や筆談によるコミュニケーションが難しい人も、文字入力と合成音声再生によりコミュニケーションをスムーズにする助けとすることができる。従来は電子辞書様の形態であったが、現在は携帯用タブレット端末のアプリケーションとしての商品が存在する。

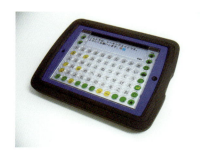

「トーキングエイド」（株式会社バンダイナムコエンターテインメント製は2013年3月に販売終了）シリーズの後継機として発売されている「トーキングエイド for iPad」（写真提供：株式会社ユープラス）。

トランスファーシート
transfer sheet

　移乗介助の必要な方に使用する介護用品。ベッド上での水平移動が難しい方に使用する。水平移動のほか、体位変換や起き上がらせることの手助けに利用される。シートは薄手で防水加工が施されている。筒型のスライディングシートで敷き込みやすい。シートを利用することにより、わずかな力で移乗介助が可能となるため、介助負担軽減と介助者の腰痛など身体への負担軽減が図れる。また、シート利用しながら、全方向に移動させて寝返りのトレーニングや手や足のトレーニングにも使用する。

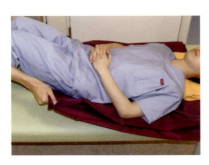

トランスファーシートは、体位変換や寝返りの補助に使用する。介助者と介助される方の体への負担が軽減されるため、有用な介護用品である。

ネブライザー
Nebulizer

器具関連

　吸入療法に使用する器具。吸入液を霧状にして、気管支や肺胞、咽頭・喉頭や気管に届けるための器具である。吸入療法は気管支喘息、副鼻腔炎、咽頭炎、気管支拡張症、肺炎、術後の肺炎予防などに使用される。全身投与の経口薬よりも使用する薬の量が少なくできる、直接投与のため速効性があるなどの利点がある。ジェット式、超音波式、メッシュ式の３種類がある。ジェット式は圧縮空気で、超音波式は超音波振動子の振動を利用して、薬液を霧状にする。メッシュ式は振動などでメッシュの穴から押し出して薬液を霧状にする。

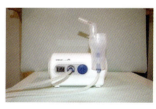

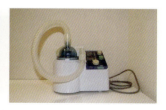

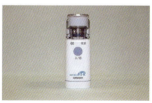

写真左上より右回りにジェット式、超音波式、メッシュ式。
メッシュ式は、幅４×奥行５×高さ10cm大程度で小さく、重さも100g程度で携帯可能。ACアダプタのほか乾電池でも作動する。傾けても使用できるため、寝かせた状態の方にも使用できる。

パルスオキシメーター
Pulse oximeter

　経皮的動脈血酸素飽和度測定装置のこと。通常、指先や鼻尖、耳朶などにプローブを装着し、酸素飽和度（SpO_2）を測定する。同時に脈拍数を測定できるので、不整脈の存在も知ることができる。健康成人空気吸入時の基準値は98％であるが、加齢とともに94〜95％程度にまで低下することがある。90％以下は低酸素症を示唆する。風邪や慢性閉塞性肺疾患（COPD）などの呼吸器疾患の他、肥満者や喫煙者などで低値を示す。指先が冷たい血行不良状態では値が不安定となる。

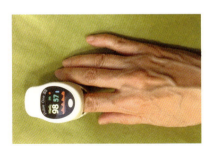

携帯用パルスオキシメーター（写真）は、生体モニター内臓型のパルスオキシメーターと比較して指先の血行不良状態の際には値が不安定となりやすいが、簡便に使用でき、訪問診療などでは有用である。

参考資料
1. 日本呼吸器学会. Q&A パルスオキシメータハンドブック. 2014. https://www.jrs.or.jp/uploads/files/guidelines/pulse-oximeter_medical.pdf（平成30年3月2日アクセス）
2. 東京都福祉保健局. はじめての在宅歯科診療. 2017. http://www.fukushihoken.metro.tokyo.jp/iryo/iryo_hoken/shikahoken/pamphlet/hajimetenozaitakusikairyou.files/hajimetenizaitaku.pdf（平成30年3月2日アクセス）

ペースメーカー

pacemaker

器具関連

　洞不全症候群や房室ブロック、徐脈性心房細動など徐脈による意識障害（Adams-Stokes症候群）や心停止の発生を予防するために主として使用される。①刺激部位、②感知部位、③反応形式——などに基づき、症例に応じてさまざまなモードが使用される。ペースメーカー植込み患者ではMRIは禁忌であり、歯科治療の際には電気メスや可視光線照射器、根管長測定器、電気歯髄診断器などの使用に注意が必要である。歯科治療に際しての感染性心内膜炎予防のための抗菌薬投与は必須ではない。

表　ペースメーカーコード。主として最初の3文字が良く使用され、VVIやDDDなどのモードが一般的である。

部位	1文字目	2文字目	3文字目	4文字目	5文字目
項目	刺激部位	感知部位	反応様式	心拍応答機能	マルチサイトペーシング
文字	O：なし A：心房 V：心室 D：両者 （S：single）	O：なし A：心房 V：心室 D：両者 （S：single）	O：なし T：トリガー I：抑制 D：両者	R：心拍応答機能 O：なし	A：心房 V：心室 D：両方 O：いずれも持たない

参考資料

1. 日本循環器学会. 不整脈の非薬物治療ガイドライン（2011年改訂版）. http://www.j-circ.or.jp/guideline/pdf/JCS2011_okumura_h.pdf（平成30年3月2日アクセス）

2. 日本循環器学会. ペースメーカ, ICD, CRTを受けた患者の社会復帰・就学・就労に関するガイドライン（2013年改訂版）. http://www.j-circ.or.jp/guideline/pdf/JCS2013_okumura_h.pdf（平成30年3月2日アクセス）

3. 日本循環器学会. 感染性心内膜炎の予防と治療に関するガイドライン（2008年改訂版）. http://www.j-circ.or.jp/guideline/pdf/JCS2008_miyatake_h.pdf（平成30年3月2日アクセス）

器具関連

ベッド
bed

　病床のこと。オープン・ベッドとは、患者がすぐに臥床できる状態のベッドのこと。一方、クローズド・ベッドは、入院患者に対応できるようにシーツを敷き、枕を揃え、スプレッドと呼ばれるベッドカバーでベッドを枕元まで覆い、準備の整った状態のベッド。一般的にベッドメーキングの基本形を指す。

　その他として、床上安静を保ちながら上体を起こしたり膝を曲げたりするなど体位変換ができるギャッチ・ベッドや、患者がベッド上に臥床したままで体重が測定できるスケール・ベッド（ベッド内蔵タイプ、キャスター部に重量計を取り付けるタイプ）、牽引装置や患者の機能訓練を助けるためにベッドに枠を取り付けたりはずしたりすることができるフレーム・ベッドがある。

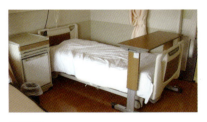

医療施設動態調査における病床総数は、1,653,561床となっている。（平成30年1月末概数）

参考資料
看護技術がみえるVol.1 基礎看護技術．東京：メディックメディア，2014．
厚生労働省．医療施設動態調査（平成30年1月末概数）．http://www.mhlw.go.jp/toukei/saikin/hw/iryosd/m18/dl/is1801_01.pdf（平成30年5月21日アクセス）

40

補装具
prosthesis

器具関連

　身体の失われた部分を補い、機能的欠陥を補助して支持力や運動力を付加する装具などを総称して、一般に補装具という。具体的には、義肢（義手・義足）・装具・車椅子などがある。肢装具・杖・義眼・補聴器もこれにあたる。

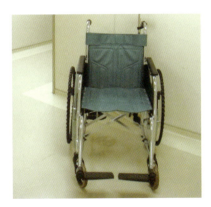

補装具の車椅子。

参考資料

厚生労働省. 補装具費支給制度. http://www.mhlw.go.jp/stf/seisakunitsuite/bunya/hukushi_kaigo/shougaishahukushi/yogu/index.html（平成30年5月21日アクセス）

3

Keyword 200

サービス・事業関連

アクティビティサービス
activity service

　介護・医療・保健の現場で、利用者の心身の活性化を可能にするためのさまざまな活動（アクティビティ）を提供するサービスのこと。

　レクリエーション（歌や体操、楽器の演奏、散歩、園芸、生け花、料理、木工、粘土、織物、編み物、折り紙、囲碁・将棋、各種ゲームなど）を中心に考えられるが、治療や精神安定を主な目的とする治療者（介護者）からの働きかけや、生活・心身の活性化、利用者の生活活動など（新聞や本の読み見聞かせ、部屋のカーテンの開け閉め、ちょっとした励ましの言葉など）も含まれる。障害の程度や体力、個性、嗜好などに応じてふさわしいものを選ぶことが重要である。

　2012年までは介護報酬にアクティビティ実施加算があったが、ほとんどの施設で実施されるため包括化された。

参考資料

青柳暁子，谷口敏代，原野かおり，坪井一伸．アクティビティの定義に関する検討．岡山県立大学短期大学部研究紀要．2006；14：9-18.

サービス・事業関連

移送サービス

transfer service

サービス・事業関連

　NPO法人や社会福祉法人などの非営利法人が、公共交通機関を使用して移動することが困難な高齢者や障害者・要介護者の方を対象に、通院や通所などを目的に有償で行う車による移送サービス。福祉有償運送サービスともいう。

　非営利法人が介護業務の延長で行っていた移送を、法第78条道路運送法第80条の許可を受け、通常のタクシー許可などを取得しなくともヘルパーが普段使用している自家用車（白ナンバー）を使用して移送サービスができる。料金は一般のタクシーに比べ約半額の料金で利用できるが、あらかじめ利用する団体などに利用者登録が必要となる。関連用語として、介護保険タクシー、介護タクシー、福祉タクシーがある。

介護給付
long-term care benefits

　2000（平成12）年に始まった介護保険制度で、要介護認定を受けた被保険者に提供される在宅介護や施設介護などのサービスのこと。なお、要支援認定の方には予防給付（prevention benefits）が行われる。介護保険の給付は、現物給付（介護サービス）で、要介護状態区分に応じて、一ヶ月の支給基準限度額が決定されている。

　サービスの内容は、訪問介護・訪問入浴・訪問リハビリテーション・訪問看護などの居宅サービスや、介護保険施設を利用した施設サービス、市区町村が行う地域密着型サービスなどがある。

予防給付の対象者	要支援1・要支援2
介護給付の対象者	要介護1〜要介護5

予防給付と介護給付の対象者。

サービス・事業関連

介護サービス計画
long-term care service planning

サービス・事業関連

　被介護者本人とその家族がより充実した生活を送れるように、長期的、短期的な目標が設定される介護の方向性を決める計画のこと。ケアマネジャーとよばれる介護支援専門員が在籍している居宅介護支援事業所などで作成し、被介護者の身体状況が変化するたびに作り直すことが可能。ケアプランともよばれる。

　大きく分けると、「居宅サービス計画」「施設サービス計画」「介護予防サービス計画」の３種類があり、その内容は要介護度認定によって制限される。

	場所	対象者	作成者
居宅サービス計画	自宅・通所	要介護１〜５	ケアマネジャー
施設サービス計画	施設	要介護１〜５	ケアマネジャー
介護予防サービス計画	自宅・通所	要支援１〜２	地域包括支援センターの保健師など

介護サービス計画の内容。

居宅サービス計画
in-home care service planning

　要介護認定を受けた利用者が居宅での介護保険サービスのうち、どのようなサービスをどの程度の頻度で利用するかという計画のこと。

　主に介護支援専門員（ケアマネジャー）が利用者本人の心身の状態や置かれている環境を分析し、利用者や家族のニーズを元にして、必要なサービス内容を選定し、利用者・家族の同意を得て、事業所などへ依頼する。関連用語として、介護サービス計画（ケアプラン）、施設サービス計画、介護予防サービス計画がある。

グループリビング
group living

　グループリビングとは、10名程度の少人数で共同生活する住まいで、お互いの自由を尊重しながら、家庭的な雰囲気で自立した暮らしを営むこと。

　高齢者においては、サービス付き高齢者向け住宅（以下、サ高住）などが含まれる。サ高住は「高齢者住まい法」の改正により創設された介護・医療と連携し、高齢者の安心を支えるサービスを提供するバリアフリー構造の住宅である。運営主体は特定非営利活動法人（NPO法人）、社会福祉法人、営利法人などである。ケアの専門家による安否確認や生活相談サービスを提供することなどにより、高齢者が安心して暮らすことができる環境を整えた住宅である。関連用語には、サ高住、グループホームがある。

口腔機能向上サービス
oral health care service

　2006年より実施されている介護予防サービスの１つで、口腔機能向上加算の届出をした通所系サービス(介護予防通所介護、介護予防通所リハビリテーション)事業所において、介護予防ケアプランに基づいて実施する選択的サービス(運動機能向上、栄養改善、口腔機能向上)の１つ。「口腔機能向上加算」として予防給付(要支援１・２)と介護給付(要介護１〜５)の双方に位置づけられている。サービス担当者は歯科衛生士、看護職員、言語聴覚士で、サービス内容は口腔清掃の指導もしくは実施または摂食・嚥下などの訓練もしくは実施などの向上支援(必要性の教育を含む)、である。しかしながらその実施率が非常に低いのが現状である。

参考文献
厚生労働省.　第５章口腔機能向上マニュアル.　介護予防マニュアル改訂版.
2012 : 83-96. http://www.mhlw.go.jp/topics/2009/05/dl/tp0501-1_06.pdf(平成30年３月15日アクセス)

サービス・事業関連

コミュニティケア
community care

　生活問題を抱えたさまざまな人が可能な限り施設に入所せず、地域で暮らすことができるように、できるだけ地域とのつながりを保ちながら処遇すること。

　最初は、1920年代のイギリスにおいて、精神衛生および精神遅滞者の対策として、収容施設での保護だけでなく、コミュニティにおける職業訓練や授産施設などのサービスが必要だという主張として登場した。日本でも「誰もが住み慣れた地域で自分らしく生活する」ことを実現するために「地域包括ケアシステム」として、この考えが取り入れられている。

　介護保険制度でも自立支援を目的として在宅福祉の充実が図られている。さらに、家族・近隣・地域やボランティアによるインフォーマルサービスが協働して、コミュニティケアをさらに推進していくことが期待されている。

在宅介護
home care

　病気や障害、老化などにより、医療・介護を必要とする人を、住み慣れた環境である自宅などでの生活を継続しながら支えていくことを指す。住み慣れた家や地域での生活を継続しながらの治療や看護は、特に高齢者にとって有効であることが示唆されており、癌などの終末期のケアも在宅で行うケースが多い。安全で安心な在宅療養生活を支援するために、看護の提供や相談、指導、多職種との連携・調整を行っている。

参考資料

1．大田仁史，三好春樹．実用介護辞典．東京：講談社，2005．
2．井部俊子，開原成允，京極髙宣，前沢政次．在宅医療辞典．東京：中央法規出版，2009．

サービス・事業関連

サービス・事業関連

在宅サービス
long-term care service

　自宅に居住している人に対して提供されるサービスのこと。介護保険制度(介護保険法第八条)では、居宅サービスと費用支給の2つが該当する。居宅サービスには、訪問介護、訪問入浴介護、訪問看護、訪問リハビリテーション、居宅療養管理指導、通所介護(デイサービス)、通所リハビリテーション、短期入所生活・療養介護(ショートステイ)、認知症対応型共同生活介護、特定施設入所者生活介護(有料老人ホーム、ケアハウスなど)、福祉用具の貸与があり、費用支給には福祉用具購入費、在宅改修費などがある。

参考資料
大田仁史．三好春樹．実用介護辞典．東京：講談社．2005.

社会的支援ネットワーク
social support network

サービス・事業関連

　社会生活を送るうえでのさまざまな問題に対して、身近な人間関係における複数の個人や集団の連携による支援体制のことをいう。地域住民・福祉活動を行う者・福祉サービス事業者の三者が相互に協力することによって、地域における住民福祉を支え、福祉サービスを必要とする人たちが地域社会を構成する一員として日常生活を営み、あらゆる分野の活動に参加する機会を得ることができるよう、地域福祉の推進することの重要性があらためて考えられている。サービス利用者の個々の生活状況や問題に応じた個別のネットワークの形成が必要とされている。

参考資料

1．井部俊子, 開原成允, 京極高宣, 前沢政次. 在宅医療辞典. 東京：中央法規出版, 2009.

2．介護保険・介護福祉用語辞典. www.kaigoweb.com/2syakaitekisien. html（平成30年 6 月15日アクセス）

サービス・事業関連

ショートステイ
short stay

　介護者が病気・外出・出張時などにおいて、要介護者の在宅生活が困難になった場合に、社会福祉法人、地方自治体、民間企業、NPO、医療法人などの施設に要介護者を一時的に受け入れるサービスのこと。介護者を要介護者から時間的・空間的に分離することによって、介護者の精神的・肉体的疲労を一時的に緩和する「レスパイトケア」とほぼ同義語として扱われることもある。

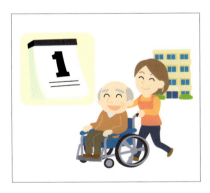

ショートステイは主に社会福祉法人、地方自治体、民間企業、NPOが提供する「短期入所生活介護」と、主に医療法人が提供する「短期入所療養介護」に分類される。

参考資料
1. （一社）日本老年歯科医学会. 老年歯科医学用語辞典. 東京：医歯薬出版, 2008.
2. イノウ. 世界一わかりやすい介護業界のしくみとながれ. 東京：自由国民社, 2011.

ソーシャルワーク
social work

　広義の意味として、社会援助活動のことを指し、社会福祉制度において展開される専門的援助活動の総称として用いられる。

　狭義には、社会福祉における方法・技術体系のことを指す。個人・集団・組織・地域に対して、制度や社会資源を活用することにより、個人・家族・地域における社会生活の維持、促進の援助を行うことを目的とする技術体系として用いられる。孤立化する家族や障害をもつ人々への自立支援、支えあう地域住民の組織化などの地域活動を目標としている。

参考資料

1．井部俊子, 開原成允, 京極髙宣, 前沢政次. 在宅医療辞典. 東京：中央法規出版, 2009.
2．保育小辞典編集委員会. 保育小辞典. 東京：大月書店, 2006.

サービス・事業関連

短期入所療養介護
short-term admission for recuperation

　ショートステイの1つで、介護老人保健施設の併設施設などに入所した要介護者に対し、医学的管理下でリハビリテーションや入浴・食事・排泄といった介護・各種レクリエーションを提供するサービスのこと。入所した要介護者が有する能力に合わせて、自立した日常生活が送れるよう、介護およびリハビリテーション、その他必要な医療ならびに日常生活上の世話を行うことにより、療養生活の質の向上を目標としている。

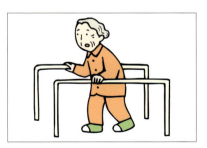

施設では、自立した日常生活が送れるよう、介護およびリハビリテーションが行われる。

参考資料
イノウ．世界一わかりやすい介護業界のしくみとながれ．東京：自由国民社．2011．

地域福祉権利擁護事業
regional welfare advocacy business

　地域福祉権利擁護事業は、認知症高齢者、知的障害者、精神障害者などの判断能力が不十分な者が地域において自立した生活が送れるよう、利用者との契約に基づき、福祉サービスの利用援助などを行うことにより、その者の権利擁護に資することを目的とするものである。平成19年より「日常生活自立支援事業」に名称変更されている。

参考資料

厚生労働省. 日常生活自立支援事業. https://www.mhlw.go.jp/stf/seisakunitsuite/bunya/hukushi_kaigo/seikatsuhogo/chiiki-fukusi-yougo/index.html（平成30年7月6日アクセス）

サービス・事業関連

サービス・事業関連

地域包括支援センター
community general support center

　介護保険制度において、公正・中立な立場から、地域における介護予防マネジメントや総合相談、権利擁護などの包括的支援事業を担う中核機関として地域包括支援センターが創設されている。社会福祉士・保健師・主任ケアマネジャーなどがコアメンバーとしてチームアプローチを行う。

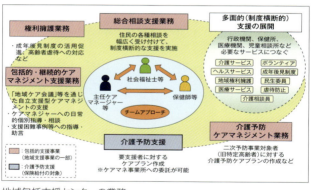

地域包括支援センターの業務。

参考資料
(一財)厚生労働統計協会．国民衛生の動向 2017/2018　2017；64(9)245-255．

通所介護
day-care service

　デイサービスのこと。要介護1～5の人が対象となる。老人デイサービスセンタなどに通い、日中の食事や入浴の提供をその介護生活などについての相談・助言、健康状態の確認など、日常生活の世話と機能訓練を行うものである。施設で作成する通所介護計画に基づき、機能訓練、生活指導、介護、介護方法の指導、健康状態の確認、送迎、食事サービスは必須のサービスで、入浴は選択制である。

参考資料

1. （公財）東京都福祉保健財団. とうきょうふくしナビゲーション. http://www.fukunavi.or.jp/fukunavi/eip/20kuwashiku/04k_kourei/07tusyokaigo.html（平成30年7月6日アクセス）
2. 厚生労働省. 介護事業所・生活関連情報検索. http://www.kaigokensaku.mhlw.go.jp/publish/group7.html（平成30年7月6日アクセス）

サービス・事業関連

通所リハビリテーション
day-rehabilitation

サービス・事業関連

居宅要介護者について、介護老人保健施設、病院、診療所その他厚生労働省令で定める施設に通わせ、当該施設において、その心身の機能の維持回復を図り、日常生活の自立を助けるために行われる理学療法、作業療法その他必要なリハビリテーションのこと。デイケアともいう。要支援1・2の認定の場合は、介護予防通所リハビリテーションを受けることができ、生活機能の向上のための共通的サービスに加え、個々の状況に応じた選択的サービスを受けることができる。

参考資料

1．厚生労働省．介護事業所・生活関連情報検索．http://www.kaigokensaku.mhlw.go.jp/publish/group8.html（平成30年7月6日アクセス）
2．（公財）東京都福祉保健財団．とうきょうふくしナビゲーション．http://www.fukunavi.or.jp/fukunavi/eip/04korei/service/02kaigo/02_02kangoiryo.html#p06（平成30年7月6日アクセス）

定期巡回・随時対応型訪問介護看護
24-hour routine home visit service

サービス・事業関連

　2012年に訪問看護などの在宅サービスが増加しているものの、要介護高齢者の在宅生活を24時間支える仕組みが不足しており、医療ニーズが高い高齢者に対して医療と介護の連携が不足していることが明らかになった。そのため、日中・夜間を通じて、訪問介護と訪問看護の両方を提供し、定期巡回と随時の対応を行う「定期巡回・随時対応型訪問介護看護」が創設された（新介護保険法第8条）。1つの事業所で訪問介護と訪問看護を一体的に提供する「一体型」と、訪問介護を行う事業者が地域の訪問看護事業所と連携をしてサービスを提供する「連携型」がある。

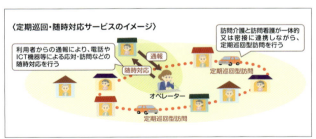

要介護高齢者に対し在宅生活を支えるため、日中・夜間を通じて、訪問介護と訪問看護を一体的にまたはそれぞれが密接に連携しながら、定期巡回訪問と随時の対応を行う。

参考資料

厚生労働省．24時間対応の定期巡回・随時対応サービスの創設．http://www.mhlw.go.jp/file/06-Seisakujouhou-12300000-Roukenkyoku/0000077236.pdf（平成30年6月15日アクセス）

デイケア
day care

　介護保険サービスにおける施設入所を必要としないもので、正式には「通所リハビリテーション」と呼ばれるサービスのこと。利用者が可能な限り自立した生活が営めるよう、通所リハビリテーション施設（介護老人保健施設や病院、診療所など）に通い、機能回復に重点を置いたリハビリテーションサービスを受ける。リハビリテーションサービスは、主治医の意見に基づき、理学療法、作業療法やその他の必要なリハビリテーションを受けることができる。

参考資料

1．厚生労働省．介護事業所・生活関連情報検索．http://www.kaigokensaku.mhlw.go.jp/publish/group7.html（平成30年7月6日アクセス）
2．電子政府の総合窓口e-Gov．介護保険法．http://elaws.e-gov.go.jp/search/elawsSearch/elaws_search/lsg0500/detail?lawId=409AC0000000123（平成30年7月6日アクセス）

デイサービス

day service

サービス・事業関連

　介護保険サービスにおける施設入所を必要としないもので、正式には「通所介護」と呼ばれるサービスのこと。利用者は、日中の一定時間を施設で過ごし、食事や入浴などの日常生活上の支援や、生活機能向上のための機能訓練といった介護サービスを受ける。利用者は、老人ホームなどの施設に入所するほどの要介護状態ではないが、孤独感の解消や心身機能の維持、在宅介護を実施する家族負担の軽減などを目的として実施される。

参考資料

1．厚生労働省. 介護事業所・生活関連情報検索. http://www.kaigokensaku. mhlw.go.jp/publish/group7.html（平成30年7月6日アクセス）
2．電子政府の総合窓口e-Gov. 介護保険法. http://elaws.e-gov.go.jp/search/ elawsSearch/elaws_search/lsg0500/detail?lawId=409AC0000000123 （平成30年7月6日アクセス）

サービス・事業関連

入浴介護
care for bathing

　自身での入浴が困難な人に対して行うケア方法。体の清潔を保つことにより、皮膚の病気や尿路感染症などを防ぐために行う。介護保険施設などの中で、介助が行われる入浴介護のほか、訪問介護により居宅の浴槽で介助を行う入浴介護、訪問介護での居宅の浴槽への入浴が困難な人に対し、専門員が居宅に特殊な浴槽を持ち込み、介助を行う訪問入浴介護がある。

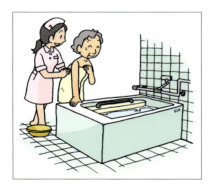

高齢者の入浴は、転倒や血圧の変化などへの十分な注意も必要である。

参考資料
医療情報科学研究所（編）．公衆衛生がみえる2018-2019．東京：メディックメディア，2018．

訪問栄養食事指導
home-visit nurtrition guidance

サービス・事業関連

　介護保険の居宅療養管理指導および医療保険の在宅患者訪問栄養食事指導の2種類がある。居宅療養管理指導は、管理栄養士が関連職種と共同でケア計画を立て、交付、情報提供、助言などを30分以上行うものである。

　在宅患者訪問栄養食事指導は、医師が特別食を必要と判断し、指示箋を出した療養者に対して、管理栄養士が食品構成に基づく食事計画案または具体的な献立を示した食事指導箋を交付し、具体的な献立によって調理を介して実技をともなう指導を30分以上行うものである。どちらも自宅で療養を行っている通院が困難な患者および居住系施設入居者が対象である。医師が定める特別食を提供する必要性を認めた場合も対象になる。

参考資料

厚生労働省. あなたの栄養と食生活のアドバイザー　管理栄養士を知っていますか？（報告書）. http://www.mhlw.go.jp/stf/houdou/0000189677.html（平成30年4月16日アクセス）

訪問介護
home-visit nursing care

　介護保険制度における居宅サービスの１つ。介護福祉士またはケアワーカーや訪問介護員（ホームヘルパー）が、要介護１〜５の者の居宅を訪問して、入浴、排せつ、食事などの介護、調理、洗濯、掃除などの家事、生活に関する相談および助言その他の居宅要介護者などに必要な日常生活上の世話を行うことをいう。要介護者が自宅にいても自立した日常生活を送れるように生活を支援することが目的である。訪問介護を受けるためには、居宅サービス計画（ケアプラン）を作成する必要がある。なお、要支援１および２の者については、これまでは予防給付の介護予防訪問介護として行われてきたが、平成29年４月より、地域支援事業の介護予防・日常生活支援総合事業に移行した。

参考資料

1．（一財）厚生労働統計協会．国民衛生の動向 2017/2018. 2017；64（9）．
2．電子政府の総合窓口（e-Gov）．介護保険法．http://elaws.e-gov.go.jp/search/elawsSearch/elaws_search/lsg0500/detail?openerCode= 1 &lawId=409AC0000000123_20170401（平成30年４月16日アクセス）．

訪問看護
home-visit nursing care

　介護保険制度における居宅サービスの1つ。病院、診療所または訪問看護ステーションの看護師、保健師、准看護師、理学療法士、作業療法士および言語聴覚士が、病状が安定期にあり、主治医が訪問看護を要すると認めた要介護1～5の者の居宅を訪問して行われる療養上の世話又は必要な診療の補助をいう。要支援1、2の者では、予防給付としての介護予防訪問介護がある。またこれとは別に、介護保険の対象者でない者あるいは厚生労働大臣が定める疾病を対象とした医療保険による訪問看護もある。

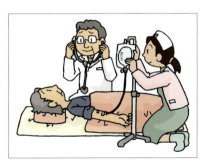

訪問看護のイメージ。

参考資料
1．（一財）厚生労働統計協会．国民衛生の動向 2017/2018. 2017：64(9)．
2．電子政府の総合窓口(e-Gov)．介護保険法．http://elaws.e-gov.go.jp/search/elawsSearch/elaws_search/lsg0500/detail?openerCode=1&lawId=409AC0000000123_20170401（平成30年4月16日アクセス）．

> サービス・事業関連

サービス・事業関連

訪問入浴
home-visit bathing for the elderly

入浴車などにより居宅を訪問して浴槽を提供し、入浴の介護を行うことである。要介護状態となった場合においても、可能な限りその居宅において、その有する能力に応じ自立した日常生活を営むことができるよう、居宅における入浴の援助を行うことによって、利用者の身体の清潔の保持、心身機能の維持などを図るものである。介護保険制度の介護給付（要介護1〜5）では、「訪問入浴介護」、予防給付（要支援1、2）では、「介護予防訪問入浴介護」という名称で行われている。

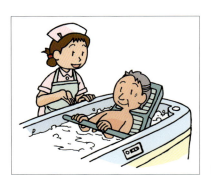

訪問入浴のイメージ。

参考資料
1．（一財）厚生労働統計協会．国民衛生の動向 2017/2018 2017；64(9)．
2．電子政府の総合窓口(e-Gov)．介護保険法．http://elaws.e-gov.go.jp/search/elawsSearch/elaws_search/lsg0500/detail?openerCode=1&lawId=409AC0000000123_20170401（平成30年4月16日アクセス）．

ホームヘルプサービス
home-help service

　ホームヘルパー（訪問介護員）の派遣によって行われる在宅福祉サービスのことであり、訪問介護と同義語である。または、介護給付（要介護1〜5）の訪問介護と地域支援事業（要支援1、2を対象）の介護予防・日常生活支援総合事業（介護予防・生活支援サービス事業の訪問型サービス）を合わせてホームヘルプサービスという。

参考資料
(一財)厚生労働統計協会. 国民衛生の動向 2017/2018 2017；64(9).

サービス・事業関連

サービス・事業関連

看取り介護
end-of-life care

　近い将来、死が避けられないとされた人に対し、身体的苦痛や精神的苦痛を緩和・軽減するとともに、人生の最期まで尊厳ある生活を支援することである。

　医師、歯科医師、看護職員、ケアマネジャー、介護職員などの多職種が協働して看取りに向けたケアカンファレンスを開催し、本人が最期をより豊かに過ごせるよう、各職種でできること・すべきことを話し合い行う。

　これまでは終末期になると、入院を余儀なくされ、少しでも生命を維持することが優先されてきたが、昨今はその人らしい最期を迎えるために、医師の指示による疼痛緩和などの処置を適切に行い、自宅や施設で静かに死を迎えるという考えが広がっている。

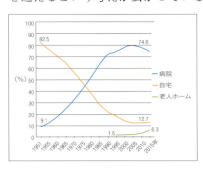

死亡の場所別割合(厚生労働省人口動態調査2015版)。
全国老人福祉施設協議会「看取り介護実践フォーラム」(平成25年度)より。

参考資料
(公社)全国老人福祉施設協議会．看取り介護・説明支援ツール．www.roushikyo.or.jp/contents/research/other/detail/224(平成30年4月10日アクセス)

療養食
dietetic food

　疾病治療の直接手段として、医師の発行する食事箋に基づいて施設などで提供される食事を指す。利用者の年齢や病状などに対応した栄養量・内容を有する治療食および特別な場合の検査食であり、介護保険の療養食加算の算定要件となる。糖尿病食、腎臓病食、肝臓病食、胃潰瘍食、貧血食、膵臓病食、脂質異常症食、痛風食、およびその他特別な場合の検査食が対象となる。

　一般的には、病気の治療や手術後の回復を促進するために摂取する食事を意味する。病気の予防のために摂る食事を指すこともある。

参考資料

電子政府の総合窓口(e-Gov)．健康保険法．http://elaws.e-gov.go.jp/search/elawsSearch/elaws_search/lsg0500/detail?openerCode＝1＆lawId＝211AC0000000070_20170401(平成30年4月16日アクセス)

サービス・事業関連

4

Keyword 200

機関・施設関連

介護保険施設
long-term care insurance facility

機関・施設関連

　介護保険法に基づき設立される、介護サービスを提供するための施設。介護老人福祉施設、介護老人保健施設および介護療養型医療施設があり、合わせて介護保険3施設とも呼ばれる。介護サービスは要介護者のみが利用でき、要支援者は利用できない。介護老人福祉施設の管理者は医師でなくてもよいが、医療行為を行うことはできない。2017年の介護保険法改正により、2018年4月より新たな介護保険施設として、介護医療院が創設される。

参考資料

1．厚生労働省．第144回社会保障審議会介護給付費分科会資料．https://www.mhlw.go.jp/stf/shingi2/0000174015.html(平成30年7月6日アクセス)
2．医療情報科学研究所(編)．公衆衛生がみえる2018-2019．東京：メディックメディア，2018．

介護老人保険施設
geriatric health services facility

機関・施設関連

　介護老人保険施設とは要介護者であって、主としてその心身の機能の維持回復を図り、居宅における生活を営むことができるようにするための支援が必要である者に対し、施設サービス計画に基づいて、看護、医学的管理の下における介護および機能訓練その他必要な医療並びに日常生活上の世話を行うことを目的とする施設である（介護保険法第8条第28項、地域包括ケア強化法第1条）。在宅復帰、在宅療養支援のための地域拠点となり、リハビリテーションを提供する機能維持・改善の役割を担う。

参考資料
厚生労働省. 全国厚生労働関係部局長会議. 重点事項説明資料. http://www.mhlw.go.jp/topics/2018/01/dl/tp0115-s01-12-01.pdf（平成30年7月6日アクセス）

居宅介護支援事業者
in-home long-term care support providers

機関・施設関連

　居宅介護支援事業所とは、要介護（1〜5）の認定を受けた人が最適な介護サービスを受けることができるようにサポートしてくれる専門家、ケアマネジャーが所属する場所。自宅で介護保険サービスを利用するために必要なケアプランを、ケアマネジャーが作成・管理するようになる。

　居宅介護支援事業所とは、都道府県知事の指定を受け、介護支援専門員（ケアマネジャー）がいる機関のことで、要介護認定申請の代行や、介護サービス計画（ケアプラン）の作成を依頼するときの窓口となり、サービス事業者との連絡・調整などを行っている。

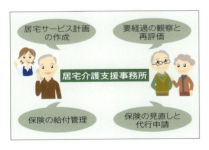

居宅介護支援事業所での業務内容。

参考資料

厚生労働省．居宅介護支援事業所及び介護支援専門員の業務等の実態に関する調査研究事業．http://www.mhlw.go.jp/file/05-Shingikai-12601000-Seisakutoukatsukan-Sanjikanshitsu_Shakaihoshoutantou/0000125048.pdf（平成30年3月19日アクセス）

機関・施設関連

居宅サービス事業者
in-home service provider

　居宅において介護保険で受けられる指定居宅サービスや各種サービスの調整、居宅支援サービス費にかかる費用の計算や請求などを要介護者に代わって手続きする、介護支援専門員（ケアマネジャー）が所属する事業所である。介護支援専門員はこのほかに、要介護者の依頼を受け、心身の状況、環境、要介護者や家族の希望などを考慮した介護支援計画（ケアプラン）の作成、介護に関する専門的な相談への対応、要介護者と行政や介護サービス提供者とのさまざまな調整なども行う。

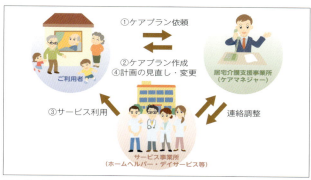

居宅サービスの流れ。

参考資料
厚生労働省．第11回介護給付費分科会介護報酬改定検証・研究委員会資料．2016年5月24日．http://www.mhlw.go.jp/shingi/2007/07/dl/s0719-7b.pdf（平成30年3月19日アクセス）

グループホーム
group home

機関・施設関連

　社会福祉法人や地方自治体、特定非営利活動法人（NPO）などによって運営される地域密着型の介護施設であり、主に軽度の認知症高齢者を受け入れている。入所者は介護スタッフのサポートを受けながら、5〜9人のユニット単位で共同生活を送り、認知症の進行を緩やかにすることを目的としている。

　特に介護関連の場合、認知症高齢者のための住まいとして「認知症対応型老人共同生活援助事業」と呼ばれ、家庭に近い環境で、入居者の能力に応じてそれぞれが料理や掃除などの役割をもちながら、自立した生活を送ることができる。認知症にかかっている高齢者が入居を検討する施設としては、最初に名前が挙がってくるともいわれている。

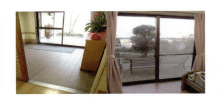

グループホームの一例。
（写真提供：医療法人社団白梅会）

参考資料

（株）ニッセイ基礎研究所. 認知症グループホームの強みを活かして！. グループホームの多機能化に向けた手引き.（公社）日本認知症グループホーム協会. 2015. http://www.mhlw.go.jp/file/06-Seisakujouhou-12300000-Roukenkyoku/grouphome.pdf（平成30年3月19日アクセス）

ケアハウス
care house

機関・施設関連

　60歳以上の高齢者が、食事や洗濯などの介護サービスを受けられる施設。軽費老人ホームの一つで軽費老人ホームC型とも呼ばれる（そのほか軽費老人ホームA型・B型あり）。助成制度が利用できるため、低所得者の費用負担が比較的軽い施設である。

　また、軽費老人ホームは、身寄りがないあるいは家庭環境や経済状況などの理由により、家族との同居が困難な方を「自治体の助成を受ける形」で、比較的低額な料金で入居できる福祉施設でもある。

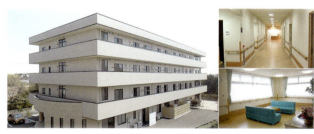

ケアハウスの一例。（写真提供：医療法人社団白梅会）

参考資料

厚生労働省. 政策レポート（高齢者の住まい）. http://www.mhlw.go.jp/seisaku/2009/03/01.html（平成30年3月19日アクセス）

軽費老人ホーム
moderate-fee homes for the elderly

　軽費老人ホームは、無料または低額な料金で、老人を入所させ、食事の提供その他日常生活上必要な便宜を供与することを目的とする施設である（老人福祉法第20条の6）。軽費老人ホームにはケアハウス、都市型軽費老人ホーム、経費老人ホームA型・B型がある。都市型軽費老人ホームは、設備基準や職員配置基準の特例を設け、都市部以外の地域と同等程度の低廉な利用料の設定を可能とする施設である。軽費老人ホームA型・B型は経過措置施設であり、建替え時などにケアハウスへの移行が進められている。

参考資料

1. 厚生労働省. 老健局の取り組みについて. http://www.mlit.go.jp/common/001083368.pdf（平成30年7月6日アクセス）
2. 厚生労働省. 平成28年度厚生労働省委託事業. 在宅医療関連講師人材養成事業研修会 〜高齢者を対象とした在宅医療分野〜配布資料. http://www.mhlw.go.jp/file/06-Seisakujouhou-10800000-Iseikyoku/0000114467.pdf（平成30年7月6日アクセス）
3. （一財）日本総合研究所. 軽費老人ホームのサービス提供に要する費用の基準等のあり方に関する調査研究事業報告書. https://www.jri.or.jp/wp/wp-content/uploads/2017/04/20170410-keihi.pdf（平成30年7月6日アクセス）

機関・施設関連

在宅介護支援センター
home care support center

　老人福祉法において、市町村が行うべき老人福祉に関する情報の提供ならびに相談・指導などの実施機関として明記されており、市町村行政の代替機能を担っている。また、地域住民にもっとも身近な場所で、地域のすべての高齢者に対し、保健、医療、福祉の総合相談窓口としての役割を担っているなど、高い公益性を有しており、その特色からも、運営費には公費が投入されている。

　介護保険の対象である要支援・要介護高齢者に関しては、ケアプランの策定などを居宅介護支援事業所が担当し、在宅介護支援センターは介護保険の対象とならない要援護高齢者のケアマネジメントに特化しているが、居宅介護支援事業所を兼ねている場合も多い。

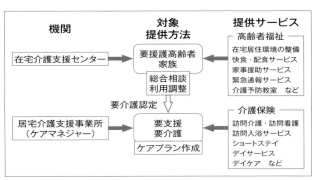

在宅介護支援センターと居宅介護支援事業所。

市町村保健センター
local health center

　住民に対し、健康相談、保健指導および健康診査その他、地域保健に関する必要な事業を行うことを目的とする施設。市町村保健センターは母子保健や老人保健を担う。一方、都道府県の設置する保健所は、精神保健、食品衛生、感染症、母子保健・老人保健の一部を担っている。市町村保健センターは、住民のニーズに合わせて設定され、健康づくりの場という色合いが強い。一方、保健所は行政機関や専門機関という色合いが強く、その業務は地域保健法によって定められている。

表　市町村保健センターと保健所の概要

	市町村保健センター	保健所
設置	市町村	都道府県・東京都区部・保健所政令市
根拠法	地域保健法第4章	地域保健法第3章
設置数 （平成29年4月）	2,456	本所481　支所101
主な業務	対人サービスが基本 市町村レベルでの健康づくり 母子保健・老人保健の拠点	人口動態統計、栄養改善、医療監視、公共医療事業の向上・改善、精神保健、伝染病の予防
責任者	医師でなくてよい（保健師中心）	医師

宅老所
elderly home care

機関・施設関連

　対応が困難な認知高齢者などを対象として、住み慣れた地域に近い民家などを活用して、家庭的な雰囲気のなかで、個人の生活やニーズのマッチした細やかなケアを提供する小規模な事業所である。基本的には通所サービス（デイサービス）を提供するが、定義が未確立であるため、全国規模の実数把握は行われていない。

　近年、厚生労働省は、地域包括ケアや地域共生型サービス構想により、高齢者だけでなく障害者や子どもを対象として柔軟なサービスを行う宅幼老所の取り組みを提唱し、地域ケアの拠点として全国で設置が検討されている。

参考資料

厚生労働省. 宅幼老所の取組. 平成25年1月. http://www.mhlw.go.jp/file/06-Seisakujouhou-12200000-Shakaiengokyokushougaihokenfukushibu/0000089651.pdf（平成30年6月8日アクセス）

デイホスピタル
day hospital

機関・施設関連

　在宅で治療や介護を受けている精神障害者または高齢者を対象として、社会で生活を営みながら、日中だけ治療やリハビリテーションを行う医療保健サービス。発祥は1930〜1940年代の欧米で精神保健医療サービスとして行われた。対象者や定義、個々のサービス内容は、地域やプログラムにより異なり、一定の見解を得ていない。精神医学の分野では、デイホスピタルは、①急性期デイホスピタル、②移行期デイホスピタル、③デイトリートメント、④デイケアセンターに分類されることが多い（Gelderら2006）。

　本邦におけるデイケアは、広義のデイホスピタルに含まれ、慢性期患者に対する治療やリハビリテーションのサービスが一般的である。

参考資料

Michael G, Philip C, Paul H. Shorter Oxford Textbook of Psychiatry, Fifth Edition. Oxford University Press, Oxford, 2006.

特別養護老人ホーム
special nursing home for the elderly

機関・施設関連

　老人福祉法、介護保険法で定められた介護老人福祉施設の１つで、身体あるいは精神上一定の障害があり、常時介護が必要な高齢者のための生活施設である。入浴、排泄、食事などの介護、その他の日常生活の世話、機能訓練、健康管理および療養上の世話などを行う。設置主体は、地方公共団体または社会福祉法人などであり、全国で9,726施設、57.7万人がサービスを受給している（平成29年４月）。生活の場であるため、人員配置基準として常勤医師は必須ではなく、必要数とされている。

参考資料

厚生労働省．第143回社会保障審議会介護給付費分科会資料．http://www.mhlw.go.jp/stf/shingi 2 /0000171816.html（平成30年 6 月 8 日アクセス）

認知症疾患医療センター
dementia disease medical center

機関・施設関連

　都道府県、指定都市が指定する医療機関に設置される認知症の速やかな鑑別診断と必要な検査、行動・心理症状や身体合併症に対する急性期医療に対応し、地域での認知症医療提供体制の拠点となる医療機関である。認知症の専門医、相談員が配置され、専門医療や住民からの相談、地域に対する情報発信、研修、啓発などにも対応し、地域における医療と介護の連携拠点としての役割も担う。都道府県圏域を活動圏域とする基幹型と、二次医療圏域における地域型、診療所型の３タイプがあり、検査機器や入院体制の有無などで分類されている。

表　認知症疾患医療センター分類

		基幹型	地域型	診療所型
設置医療機関		病院（総合病院）	病院（単科精神科病院等）	診療所
設置数(平成27年12月28日現在)		14か所	303か所	19か所
基本的な活動圏域		都道府県圏域	二次医療圏域	
専門医療機能	鑑別診断等	認知症の鑑別診断及び専門医療相談		
	人員配置	・専門医（１名以上） ・専任の臨床心理技術者（１名） ・専任の精神保健福祉士又は保健師等（２名以上）	・専門医（１名以上） ・専任の臨床心理技術者（１名） ・専任の精神保健福祉士又は保健師等（２名以上）	・専門医（１名以上） ・看護師、保健師、精神保健福祉士、臨床心理技術者等（１名以上：兼務可）
	検査体制	・CT ・MRI ・SPECT(※)	・CT ・MRI(※) ・SPECT(※)	・CT(※) ・MRI(※) ・SPECT(※)
	BPSD・身体合併症対応	空床を確保	急性期入院治療を行える医療機関との連携体制を確保	
	医療相談室の設置	必須		―
地域連携機能		・地域への認知症に関する情報発信、普及啓発及び住民からの相談対応 ・認知症サポート医、かかりつけ医や地域包括支援センター等に対する研修の実施 ・地域での連携体制強化のための「認知症疾患医療連携協議会」の組織化等		

参考資料

1．厚生労働省．認知症施策推進総合戦略（新オレンジプラン）．認知高齢者等にやさしい地域づくりに向けて．平成29(2017)年７月改訂版．http://www.mhlw.go.jp/file/06-Seisakujouhou-12300000-Roukenkyoku/kaitei_orangeplan_gaiyou.pdf(平成30年６月８日アクセス)
2．厚生労働省．認知症施策推進総合戦略（新オレンジプラン）．認知症疾患医療センター運営事業．http://www.mhlw.go.jp/file/06-Seisakujouhou-12300000-Roukenkyoku/0000116705.pdf(平成30年６月８日アクセス)

認知症対応型共同生活介護
group home dementia care

機関・施設関連

　介護保険認定において、要支援2以上の認定を受けた認知症の症状を有する利用者を対象として、5〜9人程度の少人数かつ家庭的な雰囲気のなかで、症状の進行を遅延させ、能力に応じ自立した日常生活が営めるように支援する介護保険サービスである。ただし、治療により改善が可能な急性疾患にともなう認知症患者は利用できないほか、地域密着型サービスであるため、施設設置地域の居住者であることが利用条件となる。利用者は、共同生活を営む住居において、食事、入浴、排泄などの介護や日常生活の支援、各種機能訓練などのサービスを受ける。

参考資料
厚生労働省. 認知症施策推進総合戦略（新オレンジプラン）. 認知高齢者等にやさしい地域づくりに向けて. 平成29(2017)年7月改訂版. http://www.mhlw.go.jp/file/06-Seisakujouhou-12300000-Roukenkyoku/kaitei_orangeplan_gaiyou.pdf（平成30年6月8日アクセス）

訪問看護ステーション
visiting nursing system

機関・施設関連

　訪問看護事業所ともいい、医師や他の医療専門職、ケアマネジャーなどが連携することにより、病気や障害を持つ人が住み慣れた地域や家庭で、かかりつけ医などの指示書に基づき、看護師・保健師などが療養上の世話、必要な診療の補助などのサービスを行う拠点の１つである。看護師だけでなく、理学療法士、作業療法士、言語聴覚士などが、所属しているステーションもある。

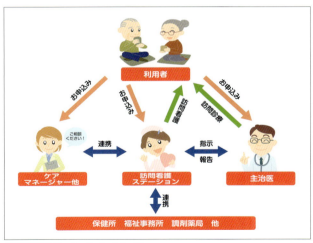

訪問看護ステーションのイメージ。

ホスピス

hospice

機関・施設関連

　主に癌の末期患者などの全人的苦痛に対し、患者・家族を中心とし、医師、看護師、ソーシャルワーカーなどの専門職で構成するチームを組み、ケアに当たること。またはそれを行う施設のこと。主に専門の施設で行われるが、在宅で行われることもある。

　生命を脅かす疾患による問題に直面する患者とその家族に対し、痛みやその他の身体的問題、心理社会的問題、スピリチュアルな問題を早期に発見し、的確なアセスメントと対処(治療・処置)を行うことで、苦しみを予防・緩和し、QOLを改善するアプローチ。

参考資料

1．大田仁史，三好春樹．実用介護辞典．東京：講談社，2005．

2．WHO. WHO Definition of Palliative Care. http://www.who.int/cancer/palliative/definition/en/(平成30年6月15日アクセス)

ボランティアセンター
volunteer center

　ボランティアの活性化を図る組織であり、日本では都道府県や市町村単位で社会福祉協議会と連携して設置されることが多い。ボランティアを行いたい人と、必要としている人を繋げる場であり、ボランティア団体への支援・情報提供、ボランティア関係団体との連絡・調整を行っている。また、ボランティアをしたい人に幅広い理解を進めるための研修会や、講習会を開催していることもある。またボランティアコーディネーターが、ボランティアに関する相談を受け付けている。

参考資料

本間　昭，鈴木真理子，本多洋実，内藤佳津雄，柴田範子. 訪問介護員養成研修テキストブック2級課程. 京都：ミネルヴァ書房，2006.

機関・施設関連

機関・施設関連

有料老人ホーム
fee-based homes for the elderly

　老人福祉法の制度により授けられた施設で、常時1人以上の高齢者に入居サービスを提供し、「入浴、排せつ又は食事の介護」、「食事の提供」、「洗濯、掃除等の家事」または「健康管理」の少なくとも1つの介護等サービス（介護保険サービスに限らない）を提供することを目的とした施設（老人ホーム）で、老人福祉施設でないものを指す。住所地特例の対象となっており、民間企業が経営しているケースが多く、料金設定もさまざま（数百万円-数千万円）で、サービス付き高齢者向け住宅（サ高住）として都道府県・政令市・中核市に登録されているケースもある。

表　有料老人ホームの類型

類型	類型の説明
介護付有料老人ホーム（一般型特定施設入居者生活介護）	介護等のサービスが付いた高齢者向けの居住施設です。介護が必要となっても、当該有料老人ホームが提供する特定施設入居者生活介護を利用しながら当該有料老人ホームの居室で生活を継続することが可能です。（介護サービスは有料老人ホームの職員が提供します。特定施設入居者生活介護の指定を受けていない有料老人ホームについては介護付と表示することはできません。）
介護付有料老人ホーム（外部サービス利用型特定施設入居者生活介護）	介護等のサービスが付いた高齢者向けの居住施設です。介護が必要となっても、当該有料老人ホームが提供する特定施設入居者生活介護を利用しながら当該有料老人ホームの居室で生活を継続することが可能です。（有料老人ホームの職員が安否確認や計画作成等を実施し、介護サービスは委託先の介護サービス事業所が提供します。特定施設入居者生活介護の指定を受けていない有料老人ホームについては介護付と表示することはできません。）
住宅型有料老人ホーム（注）	生活支援等のサービスが付いた高齢者向けの居住施設です。介護が必要となった場合、入居者自身の選択により、地域の訪問介護等の介護サービスを利用しながら当該有料老人ホームの居室での生活を継続することが可能です。
健康型有料老人ホーム（注）	食事等のサービスが付いた高齢者向けの居住施設です。介護が必要となった場合には、契約を解除し退去しなければなりません。

注）特定施設入居者生活介護の指定を受けていないホームにあっては、広告、パンフレット等において「介護付き」、「ケア付き」等の表示を行ってはいけません。

養護老人ホーム
nursing home for the elderly

機関・施設関連

　老人福祉法の制度により老人福祉施設とされた施設で、行政による入所措置施設。主に経済的な理由で居宅において養護を受けることが困難な65歳以上の日常生活自立者を入所させ、養護することを目的とする施設のことである。原則、介護保険施設ではないため、要介護者は対象外だが、特定施設入居者生活介護事業所の指定を受けていると介護保険の対象となる。また入所には、入所判定委員会の審査を受ける必要がある。特別養護老人ホームとは異なり、社会復帰を促す役割がある。特別養護老人ホームや他の介護保険サービス事業所と、同一建造物内に併設されている施設も少なくない。

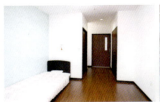 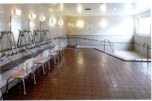

養護老人ホーム内。（写真提供：千葉県養護老人ホーム豊寿園）

機関・施設関連

老人憩いの家
elderly house

「老人憩の家設置運営要綱」に沿って市町村が設置する高齢者福祉の施設で地域において、老人に対し、教養の向上、レクリエーションなど、交流のための場を与え、老人の心身の健康の増進を図ることを目的とする施設である。老人福祉施設には該当しない。利用者は原則として60歳以上の者であるなど、地方自治体の条例により細則がある。社会福祉協議会が指定管理団体となっていることが多く、児童福祉施設、介護保険サービス事業所など他の福祉施設と共同利用となっている建物がある一方、利用率減少や老朽化などを理由に廃止した自治体も少なくない。

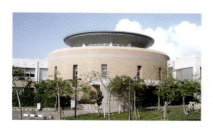

老人憩いの家の一例。（写真提供：社会福祉法人那覇市社会福祉協議会、那覇市金城老人憩いの家）。

老人介護支援センター
long-term care support center

機関・施設関連

　老人福祉法の制度により老人福祉施設とされた施設で、自宅で暮らしている援護が必要な高齢者や援護が必要となるおそれのある高齢者、その家族、地域住民からの相談に応じ、介護などに関するニーズに対応した各種の保健、福祉サービス(介護保険を含む)が、総合的に受けられるように市区町村など関係行政機関、サービス実施機関、居宅介護支援事業所などとの連絡調整などを行う事業所である。老人福祉法上は老人介護支援センターとして規定されているが、通称「在宅介護支援センター」と呼ばれるケースもある。現在、2006年に創設された地域包括支援センターがその役割を担っており、老人介護支援センターの位置づけは市区町村により異なる。

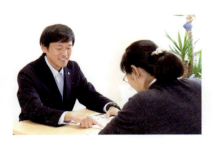

支援センターでの相談業務のイメージ。(写真提供：徳島市在宅介護支援センターピア)

機関・施設関連

老人休養ホーム
elderly resting home

　「老人休養ホーム設置運営要綱」に沿って、日本国内の景勝地や温泉地などにおいて高齢者に対して利用しやすい料金で健全な保健休養の場を提供し、高齢者の心身の健康の増進を図る高齢者のための休憩・宿泊施設である。老人福祉施設には該当しない。地方自治体により設置されており、その自治体の条例によって利用料は比較的安価に設定され、休養、集会、レクリエーションなどのための場を提供する目的で、大浴場やカラオケ施設、スポーツ施設が併設されている施設やバリアフリー風呂・介護ベッドなどのある施設もあるが、一方で廃止した自治体も少なくない。

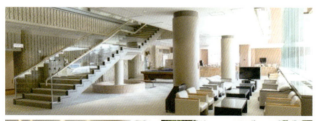

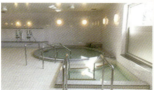 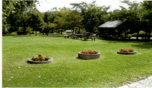

老人休養ホームの一例。(写真提供:札幌市保養センター駒岡)

老人性認知症疾患療養病棟
senile dementia disease medical treatment ward

機関・施設関連

　老人性認知症疾患療養病棟は介護療養型医療施設の一種で、認知症を有する要介護者が入院しながら、療養上の管理、看護、医学的管理の下における介護などの世話、機能訓練などの医療を提供する施設のこと。認知症にともなって、幻覚、妄想、徘徊などが生じ、家族による介護が困難になることや、時には精神科医療による適切な診断と入院治療が必要になることがあり、このような場合の介護サービス提供の場として該当する施設が老人性認知症疾患療養病棟である。認知症治療病棟と認知症疾患療養病棟の施設基準においては、類似の規定もあるが、看護補助者（介護職員）の配置、夜間の看護配置などに違いがある。

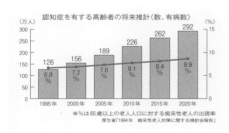

認知症を有する高齢者人口の推移。

参考資料
1．（公財）長寿科学健康財団健康長寿ネット．https://www.tyojyu.or.jp/net/kaigo-seido/shisetsu-service/ninchi-hospital.html（平成30年7月5日アクセス）
2．下方浩史．我が国の疫学統計．日本臨床増刊号痴呆症学3　2004；62（4）：121-125．

老人デイサービスセンター
day service center for the elderly

機関・施設関連

　65歳以上で、身体上、または精神上の障害があるため、日常生活を営むのに支障がある人などが日中通う（通所）施設のこと。本施設では、入浴や食事、機能訓練、介護方法の指導などを提供することを目的とし、健康チェックや日常生活動作（ADL）訓練、生活指導、レクリエーション、アクティビティなどのサービスを行っている。レクリエーションなどのサービスの内容は、製作（しおりづくり、カレンダーづくり、押し花）、活動（パソコン、お花見、お茶会、カラオケ）、ゲーム（頭の体操、リズム体操）、入浴など、それぞれの施設で異なる。

参考資料

独立行政法人福祉医療機構WAMNET. http://www.wam.go.jp/content/wamnet/pcpub/top/fukushiworkguide/jobguideworkplace/jobguide_wkpl07.html（平成30年7月5日アクセス）

老人福祉施設
elderly nursing home

　老人福祉法に規定された老人福祉を行う施設のことである。具体的には、老人デイサービスセンター、老人短期入所施設、養護老人ホーム、特別養護老人ホーム、軽費老人ホーム、老人福祉センター、老人介護支援センターのことを指す。

　上記で、長期に居住することを目的としている施設としては、養護老人ホーム、特別養護老人ホーム、軽費老人ホームである。

　なお、特別養護老人ホームは、介護保険法では介護老人福祉施設とよばれている。

参考資料

1．（一財）厚生労働統計協会. 国民の福祉と介護の動向 2017/2018　2017；64(10).
2．電子政府の総合窓口(e-Gov)．　老人福祉法第 5 条の 3．http://elaws.e-gov.go.jp/search/elawsSearch/elaws_search/lsg0500/detail?lawId=338AC0000000133#30（平成30年 4 月16日アクセス）

老人福祉センター
social welfare for the elderly

機関・施設関連

　老人福祉法に基づく老人福祉施設の１つである。地域の老人（原則60歳以上の人）に対して、無料または低額な料金で、老人に関する各種の相談に応ずるとともに、健康の増進、教養の向上およびレクリエーションのための便宜を総合的に供与することを目的とする施設である。市町村や社会福祉法人などが運営している。種別としては、特Ａ型、Ａ型、Ｂ型の３つがあり、Ａ型は無料または低額な料金の施設。Ｂ型は基本となるＡ型を補完する施設。特Ａ型は保健関係部門を強化した施設である。

参考文献

1．（一財）厚生労働統計協会. 国民の福祉と介護の動向 2017/2018　2017：64(10).

2．電子政府の総合窓口(e-Gov). 老人福祉法第20条の７. http://elaws. e-gov.go.jp/search/elawsSearch/elaws_search/lsg0500/ detail?lawId=338AC0000000133#182（平成30年４月16日アクセス）

3．老人福祉法による老人福祉センターの設置及び運営について. 昭和52年８月１日付厚生省社会局長通達.

老人ホーム
elderly nursing home

　居宅において養護を受けることが困難な高齢者が入所して暮らすための施設の総称である。老人を入居させ、入浴、排せつ、もしくは食事の介護、食事の提供またはその他の日常生活上必要な便宜の供与をする事業を行う。老人福祉施設（特別養護老人ホーム、介護老人保健施設、介護療養型医療施設）と民間の有料老人ホーム（介護付有料老人ホーム、住宅型有料老人ホームなど）がある。2018年3月時点で公的施設が16,209件、民間施設が30,844件ある。

参考資料

1．電子政府の総合窓口(e-Gov). 老人福祉法第29条第1項. http://elaws.e-gov.go.jp/search/elawsSearch/elaws_search/lsg0500/detail?lawId=338AC0000000133#250(平成30年4月16日アクセス)
2．みんなの介護. https://www.minnanokaigo.com/guide/type/(平成30年4月16日アクセス)
3．厚生労働省. http://www.mhlw.go.jp/file/06-Seisakujouhou-12600000-Seisakutoukatsukan/0000038009_1.pdf(平成30年4月16日アクセス)

機関・施設関連

5

Keyword 200

法律関連

介護保険法
long-term care insurance act

法律関連

　加齢にともなう心身の変化に起因する疾病などで要介護状態となり、入浴、排せつ、食事などの介護、機能訓練や看護および療養上の管理その他の医療を要する人などについて、これらの人が尊厳を保持し、その能力に応じ自立した日常生活を営むことができるよう、必要な保健医療サービスおよび福祉サービスに係る給付を行うため、国民の共同連帯の理念に基づき介護保険制度を設けて、その行う保険給付などに関して必要な事項を定め、国民の保健医療の向上および福祉の増進を図ることを目的とする法律である。

参考資料

電子政府の総合窓口（e-Gov）. 介護保険法. http://elaws.e-gov.go.jp/search/elawsSearch/elaws_search/lsg0500/detail?lawId=409AC0000000123（平成30年3月22日アクセス）

法律関連

社会福祉法
social welfare act

　社会福祉を目的とする事業の全分野における共通的基本事項を定め、福祉サービスを利用者の利益の保護と地域における社会福祉の推進を図り、社会福祉事業の公明で適正な実施の確保と社会福祉を目的とする事業の健全な発達を図ることによって、社会福祉の増進に資することを目的とする法律である。都道府県および市による社会福祉事務所設置義務や社会福祉事業、社会福祉法人などが規定される。

参考資料

電子政府の総合窓口（e-Gov）. 社会福祉法. http://elaws.e-gov.go.jp/search/elawsSearch/elaws_search/lsg0500/detail?lawId=326AC0000000045（平成30年3月22日アクセス）

障害者の日常生活及び社会生活を総合的に支援するための法律（障害者総合支援法）

the services and supports for persons with disabilities act

法律関連

　障害者および障害児が基本的人権を享有する個人としての尊厳にふさわしい日常生活または社会生活を営むことができるよう、必要な障害福祉サービスに係る給付、地域生活支援事業その他の支援を総合的に行うことで、障害者および障害児の福祉の増進を図り、障害の有無にかかわらず国民が相互に人格と個性を尊重し安心して暮らすことのできる地域社会の実現に寄与することを目的とする法律である。

参考資料

電子政府の総合窓口（e-Gov）．障害者の日常生活及び社会生活を総合的に支援するための法律．http://elaws.e-gov.go.jp/search/elawsSearch/elaws_search/lsg0500/detail?lawId=417AC0000000123（平成30年 3 月22日アクセス）

103

法律関連

障害を理由とする差別の解消の推進に関する法律（障害者差別解消法）

　すべての障害者が障害者でない者と等しく、基本的人権を享有する個人としてその尊厳が重んぜられ、生活を保障される権利を有することを踏まえ、障害を理由とする差別の解消の推進に関する基本的な事項、行政機関などや事業者における障害を理由とする差別を解消するための措置などを定めることで、障害を理由とする差別の解消を推進し、すべての国民が、障害の有無によって分け隔てられることなく、相互に人格と個性を尊重し合いながら共生する社会の実現に資することを目的とする法律である。

参考資料

電子政府の総合窓口（e-Gov）. 障害を理由とする差別の解消の推進に関する法律.
http://elaws.e-gov.go.jp/search/elawsSearch/elaws_search/lsg0500/
detail?lawId=425AC0000000065（平成30年3月22日アクセス）

障害者基本法
basic act for persons with disabilities

法律関連

　障害者の自立および社会参加の支援などのための施策を総合的かつ計画的に推進することを目的として1970年に公布された法律。すべての障害者は、基本的人権を享有する個人としての尊厳があり、その生活を保障される権利を有することを前提としており、障害のない人との共生の理念に基づき、差別の禁止および社会的障壁の除去と合理的配慮が明記されている。「障害者」の定義として、身体障害、知的障害、精神障害に加えて発達障害も含まれている。

参考資料

内閣府．障害者基本法（昭和四十五年五月二十一日法律第八十四号）．http://www8.cao.go.jp/shougai/suishin/kihonhou/s45-84.html（平成30年4月15日アクセス）

法律関連

精神保健及び精神障害者福祉に関する法律（精神保健福祉法）

law related to mental health and welfare of the person with mental disorder

　精神障害者の医療および保護と、社会復帰の促進、自立と社会経済活動参加促進のための援助、発生の予防や国民の精神的健康の保持・増進に努めることによって、精神障害者福祉の増進および国民の精神保健の向上を図ることを目的とした法律。平成7年（1995年）に旧精神保健法を改正し現在の名称となる。対象は、統合失調症、精神作用物質による急性中毒又はその依存症、知的障害、精神病質そのほかの精神疾患を有する者としている。

参考資料

厚生労働省．精神保健福祉法（正式名称：「精神保健及び精神障害者福祉に関する法律」）について．http://www.mhlw.go.jp/kokoro/nation/law.html（平成30年4月15日アクセス）

発達障害者支援法

act on support for persons with
developmental disabilities

法律関連

　発達障害を早期に発見し、発達支援への国、地方公共
団体、国民の責務を明らかにし、学校教育や就労の支援、
発達障害者支援センターの設置や発達障害者を支援する
民間団体への支援を図ることで、総合的な支援（自立と
社会参加）を目的とした法律。発達障害は自閉症、アス
ペルガー症候群その他の広汎性発達障害、学習障害、注
意欠陥多動性障害その他これに類する脳機能の障害で
あって、その症状が通常低年齢で発現するものとしてい
る。

参考資料

文部科学省．発達障害者支援法（平成十六年十二月十日法律第一六七号）．http://
www.mext.go.jp/a_menu/shotou/tokubetu/material/001.htm（平成30年 4
月15日アクセス）

107

法律関連

福祉六法（生活保護法、児童福祉法、母子及び寡婦福祉法、身体障害者福祉法、知的障害者福祉法、老人福祉法）

social welfare six law codes

　6つの法律の総称。生活保護法は最低限の生活と自立支援を目的とし、児童福祉法は児童の（18歳未満）健やかな育成および生活の保障と支援を目的とし、母子及び寡婦福祉法はすべての一人親家庭の生活の安定と向上のために必要な支援を目的とし、身体障害者福祉法および知的障害者福祉法は障害者の自立と社会参加を促進するための支援を目的とし、老人福祉法は高齢者の心身の健康保持および生活の安定に必要な支援を目的としている。

参考資料

1．電子政府の総合窓口（e-Gov）. 生活保護法.http://elaws.e-gov.go.jp/search/elawsSearch/elaws_search/lsg0500/detail?lawId=325AC0000000144（平成30年4月15日アクセス）

2．電子政府の総合窓口（e-Gov）. 児童福祉法. http://elaws.e-gov.go.jp/search/elawsSearch/elaws_search/lsg0500/detail?lawId=322AC0000000164（平成30年4月15日アクセス）

3．電子政府の総合窓口（e-Gov）. 母子及び父子並びに寡婦福祉法. http://elaws.e-gov.go.jp/search/elawsSearch/elaws_search/lsg0500/detail?lawId=339AC0000000129（平成30年4月15日アクセス）

4．電子政府の総合窓口（e-Gov）. 身体障害者福祉法. http://elaws.e-gov.go.jp/search/elawsSearch/elaws_search/lsg0500/detail?lawId=324AC1000000283（平成30年4月15日アクセス）

5．電子政府の総合窓口（e-Gov）. 知的障害者福祉法. http://elaws.e-gov.go.jp/search/elawsSearch/elaws_search/lsg0500/detail?lawId=335AC0000000037（平成30年4月15日アクセス）

6．電子政府の総合窓口（e-Gov）. 老人福祉法. http://elaws.e-gov.go.jp/search/elawsSearch/elaws_search/lsg0500/detail?lawId=338AC0000000133（平成30年4月15日アクセス）

老人保健法
health law of the elderly

法律関連

　国民の老後における健康保持と適切な医療確保のため昭和58年(1983年)に施行され、疾病の予防、治療、機能訓練などの保健事業を総合的に実施し、国民保健の向上および老人福祉の増進を図ることを目的とした法律。老人医療については市区町村を実施主体として、医療保険各制度加入者のうち70歳以上の者および65歳以上の障害者を対象とした。平成20年(2008年)に大幅な改正が行われ、「高齢者の医療の確保に関する法律」に改題、後期高齢者医療制度が発足した。

参考資料

電子政府の総合窓口(e-Gov). 高齢者の医療の確保に関する法律. http://elaws.e-gov.go.jp/search/elawsSearch/elaws_search/lsg0500/detail?lawId=357AC0000000080(平成30年4月15日アクセス)

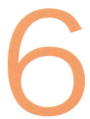

Keyword 200

資格・職種関連

アドボケイト
adovocate

資格・職種関連

　障がい者の権利擁護のための活動を行っている。医療現場では、医師と患者の間に立ってコミュニケーションを促進し、患者が納得できる最適な治療や、満足できる医療を受けてもらい、病気で患者が不利益を被らないように配慮し、サポートすることで、患者の権利擁護ための活動を行う役割である。病院では患者の相談窓口として、悩み・苦情などに対応することで、患者の満足度を上げてコミュニケーションを促進し、患者中心の医療の実践の一助となっている。なお、国家資格ではない。

参考資料

1. 独立行政法人福祉医療機構. WAM NET. http://www.wam.go.jp/content/wamnet/pcpub/top/fukushiworkguide/jobguidejobtype/jobguide_job20.html（平成30年5月7日アクセス）
2. （公社）日本介護福祉会. http://www.jaccw.or.jp/home/index.php（平成30年5月7日アクセス）

医療ソーシャルワーカー（MSW）
Medical Social Worker

資格・職種関連

　医療機関で、患者やその家族が安心して医療を受けることができるよう、保健・医療上の経済的、心理的、社会的な問題に対して相談に応じる。さらに関係機関や職員との連絡・調整に努め、患者が自立した生活を送ることができるように支援する。

　具体的には、転院先の紹介、退院後の社会福祉施設の活用や住宅の確保、就職の指導、関係機関や職種による在宅療養などを通じ、社会復帰を支援する。なお、国家資格ではない。

参考資料

1．厚生労働省．福祉・介護．http://www.mhlw.go.jp/stf/seisakunitsuite/bunya/hukushi_kaigo/kaigo_koureisha/gaiyo/index.html（平成30年5月7日アクセス）
2．独立行政法人福祉医療機構．WAM NET. http://www.wam.go.jp/content/wamnet/pcpub/kaigo/caremanager/caremanagerworkguide/caremanagerworkguide_01.html（平成30年5月7日アクセス）

介護アテンドサービス士
nursing attendant service workers

資格・職種関連

　入院中、通院、在宅での虚弱・寝たきり、認知症高齢者などの介護が必要とされる患者に対して、体位変換、食事の世話、排泄の介助、寝巻きの交換、移動補助を行う。リハビリ機器の使用法も学んでおり、リハビリ介護を行う専門職である。介護労働の即戦力となる家政婦の地位向上を図るために、学科・実技試験を経て、介護能力の高い家政婦を厚生労働大臣が認定している。

参考資料
1．（公社）日本介護福祉会. http://www.jaccw.or.jp/home/index.php（平成30年5月7日アクセス）
2．厚生労働省. 介護福祉士の概要. http://www.mhlw.go.jp/kouseiroudoushou/shikaku_shiken/kaigohukushishi/（平成30年5月7日アクセス）

介護支援専門員（ケアマネジャー）

care manager

資格・職種関連

　介護支援専門員（ケアマネジャー）は、介護保険法に位置付けられた職種である。要介護者や要支援者、その家族からの相談に応じて、要介護者などの心身の状況や家庭環境に応じて適切な介護保険サービス（訪問介護、デイサービスなど）を継続的に受けられるように支援する。介護サービスの選択・実施のために自治体（市町村）、サービス事業者、施設などと連絡調整を行い、要介護者のケアプラン（介護サービス計画）を作成する業務を担う。各都道府県で実施する介護支援専門員実務研修受講試験を受験し、介護支援専門員証の交付を受けなければならない。

参考資料

1. 厚生労働省. 福祉・介護. http://www.mhlw.go.jp/stf/seisakunitsuite/bunya/hukushi_kaigo/kaigo_koureisha/gaiyo/index.html（平成30年5月7日アクセス）
2. 独立行政法人福祉医療機構. WAM NET. http://www.wam.go.jp/content/wamnet/pcpub/kaigo/caremanager/caremanagerworkguide/caremanagerworkguide_01.html（平成30年5月7日アクセス）

介護福祉士
certified care worker

資格・職種関連

　介護福祉士は、社会福祉および介護福祉法により定められた名称独占の国家資格である。介護福祉士は、介護の専門知識や技術をもって身体的、精神的障害がある人に対して、日常生活をその人らしく送れるように心身の状況に応じて介護を行う。

　主な業務には、食事・排泄・入浴・移動などの身辺や家事の介助、また要介護者や介護者に対して、自立支援や介護負担軽減を図るために、介護者の特徴に合わせて介護に関する指導などを行う。一定条件を満たした介護福祉は、喀痰吸引や経管栄養も実施することができる。

参考資料
1．（公社）日本介護福祉会．http://www.jaccw.or.jp/home/index.php（平成30年5月7日アクセス）
2．厚生労働省．介護福祉士の概要．http://www.mhlw.go.jp/kouseiroudoushou/shikaku_shiken/kaigohukushishi/（平成30年5月7日アクセス）

ガイドヘルパー
guide helper

資格・職種関連

　移動介護従業者のことを指す。移動介護従業者は、一人での移動や外出が困難な障害者などの日常生活および社会参加にともなう外出時の介助を行い、自立支援をする専門職である。移動介護従業者の資格には、視覚障害者同行援護従業者、知的・精神障害者行動援護従業者、全身性障害者ガイドヘルパーの3種類があり、都道府県や地方自治体で指定する研修を受講・修了すると取得することができる。

参考資料

1．独立行政法人福祉医療機構. WAM NET. http://www.wam.go.jp/content/wamnet/pcpub/top/fukushiworkguide/jobguidejobtype/jobguide_job20.html（平成30年5月7日アクセス）
2．松井奈美（編著）. 全身性障害者の外出支援ハンドブック第4版. ガイドヘルプの基本と実践. 東京：日本医療企画, 2015.

管理栄養士
registered dietitian

　栄養管理に関する専門家を指す。管理栄養士は、栄養士免許を得た後に一定期間栄養指導に従事した者、または管理栄養士養成施設を修了し栄養士免許を得ている者が、厚生労働省の実施する管理栄養士国家試験に合格した者のこと。

　さまざまな活躍の場があり、病院での入院患者の栄養管理や栄養指導、学校や福祉施設、保育園、社員食堂などで献立の作成や調理も行う。また、保健センターでの栄養相談や、食品メーカーでの食品開発ならびにメニュー開発などの仕事にも携わっている。

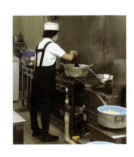

病院での献立作成に沿って、調理している管理栄養士。

参考資料

1．(公社)日本栄養士会．https://www.dietitian.or.jp/student/dietitian/（平成30年5月7日アクセス）
2．厚生労働省管理栄養士国家試験．https://www.mhlw.go.jp/kouseiroudoushou_shiken/kanrieiyousi/（平成30年5月7日アクセス）

資格・職種関連

義肢装具士
prosthetist and orthotist

　生まれつき、またはけがや病気で手足を失ったり体が不自由になったりした人のために、医師の処方により、義肢装具の採型・採寸・作製、その適合・調整などを行うことができる。指定の大学または義肢装具士養成所において、義肢装具士として必要な知識や技能を修得したうえで、厚生労働省が行う義肢装具士国家試験に合格することで資格を取得する。現在、資格保持者数は5,323名（平成30年3月31日現在）となっている。

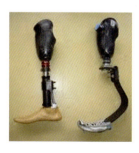

一般的な生活に適応した装具のほかに、写真左の装具ように運動向けの装具もあり、用途によっても形状が変わってくる。

参考資料
1．(公社)日本義肢装具士協会．https://www.japo.jp/about-prosthetist/aim-prosthetist.html(平成30年5月7日アクセス)
2．益田美樹．日本義肢装具士協会(協力)．義肢装具士になるには．東京：ぺりかん社，2017．
3．公益財団法人テクノエイド協会．https:www.techno-aids.or.jp/senmon/(平成30年5月7日アクセス)

ケースワーカー
case worker

　地域で福祉サービスを必要としている人の相談にのり、保育所などの福祉施設の入所や生活保護を必要とする人への適用手続きを行う。市町村役所の福祉課、児童相談所、保健所、病院や福祉施設などで、社会福祉士として勤務する公務員を指す。

　相談内容は、生活保護に関するものから高齢者や病気を抱えている人の介護、不登校の児童についてなど多岐にわたる。日常生活を送るうえで精神的・肉体的・社会的に困難を抱える人々の相談にのり、医師をはじめとする医療関係者などと連携を取りながら必要な援助を行う。

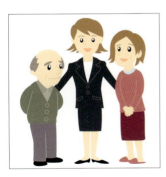

ケースワーカーの仕事は多岐にわたる。

参考資料
1. 社会福祉法．http://law.e-gov.go.jp/htmldata/S26/S26HO045.html（平成30年5月7日アクセス）
2. 厚生労働省．生活保護制度．http://www.mhlw.go.jp/stf/seisakunitsuite/bunya/hukushi_kaigo/seikatuhogo/seikatuhogo/index.html（平成30年5月7日アクセス）

資格・職種関連

言語聴覚士（ST）
Speech language hearing Therapist

　音声障害・失語症などの言語障害、聴覚障害のある人（言語聴覚障害児・者）に対して、障害された機能とそれによって生じるコミュニケーションや嚥下の障害に対し、検査・評価を実施。改善、維持、あるいは代償させるための訓練、指導、助言その他の援助を行う専門職を指す。必要に応じて、医師や歯科医師の指示の下、嚥下訓練や人工内耳の調整なども行う。厚生労働大臣が認定している国家資格である。

参考資料
1．（一社）日本言語聴覚士協会．https://www.jaslht.or.jp/work.html（平成30年5月7日アクセス）

作業療法士(OT)
Occupational Therapist

資格・職種関連

　『理学療法士及び作業療法士法』に規定される、身体や精神に障害のある人を対象としたリハビリテーションに携わる者のことで、国家資格を有する。医師の指示(歯科医師は含まない)の下に、診療の補助として作業療法を行うことを業とする。「作業」とは、食事やトイレ、家事などの日常生活動作や、就労・就学に必要な心身機能全般を指し、これらの機能の改善・向上のためのリハビリテーションを作業療法という。

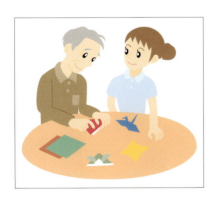

作業療法士は、折り紙や絵画、陶芸、木工、金工、手工芸、園芸、織物などを通じて、手先の動作の訓練を行うだけでなく、対人関係や作業活動を通じた社会復帰に必要な心理的な準備も行う。

参考資料
1. (一社)日本作業療法士協会. 作業療法士ってどんな仕事？. 2018. http://www.jaot.or.jp/ot_job(平成30年3月29日アクセス)
2. WAM NET 独立行政法人福祉医療機構. 作業療法士(OT). 2018. http://www.wam.go.jp/content/wamnet/pcpub/top/fukushiworkguide/jobguidejobtype/jobguide_job37.html(平成30年3月29日アクセス)

資格・職種関連

査察指導員
inspection or guidance officer

『社会福祉法』に規定される、福祉事務所に配置しなければならない所員である。生活保護業務を行うに際し、要保護者の資産、環境などを調査し、保護などの必要性を判断し、本人に生活指導などを行う業務を行う所員（現業員、ケースワーカー）の指導監督を行う。厚生労働大臣が指定する社会福祉に関する科目を修めて卒業した者、社会福祉士の資格を有する者などから任用される社会福祉主事でなければならない。

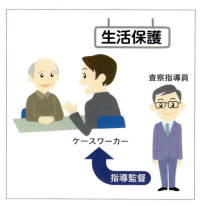

査察指導員は、福祉事務所における生活保護業務において、ケースワーカーのスーパーバイザーとしての役割を業務とする。

参考資料

1. 厚生労働省．社会保障審議会福祉部会第8回生活保護制度の在り方に関する専門委員会説明資料（平成16年2月24日）．2004．http://www.mhlw.go.jp/shingi/2004/02/dl/s0224 - 7b.pdf（平成30年3月29日アクセス）
2. 厚生労働省．社会福祉主事について．http://www.mhlw.go.jp/stf/seisakunitsuite/bunya/hukushi_kaigo/seikatsuhogo/shakai-kaigo-fukushi1/shakai-kaigo-fukushi8.html（平成30年3月29日アクセス）

視能訓練士（CO）
Certified Orthoptist

『視能訓練士法』に規定される、視能検査や両眼視機能の訓練指導に携わる者のことで、国家資格を有する。視能検査には、視力検査、屈折検査、眼圧検査、視野検査、眼底・前眼部の写真撮影および解析、角膜形状検査、電気生理検査、超音波検査などがある。医師の指示の下に、診療の補助としてこれらの業務を行う。

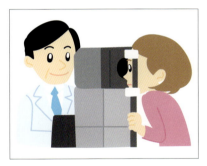

視能訓練士は、眼科診療チームの一員である専門職として、眼科一般検査、斜視・弱視の視能訓練、集団検診、視力低下者のリハビリ指導に従事している。

参考資料
(公社)日本視能訓練士協会．視能訓練士の業務内容．2018．http://www.jaco.or.jp/ippan/yousu（平成30年3月29日アクセス）

資格・職種関連

社会福祉士（SW）
Social Worker

資格・職種関連

　『社会福祉士及び介護福祉士法』に規定される社会福祉業務に携わる者のことで、国家資格を有する。社会福祉士の名称を用いて、身体上・精神上の障害または環境上の理由により日常生活を営むのに支障がある者の福祉に関する相談に応じ、助言、指導、福祉サービスを提供したり、医師その他の保健医療サービスを提供する者や福祉サービスの関係者などとの連絡・調整その他の援助を行ったりすることを業とする。

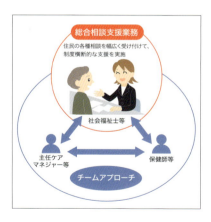

地域包括支援センターの職員として配置すべき人員に、保健師等、主任介護支援専門員と並んで社会福祉士が挙げられている。高齢者の総合相談・支援事業に従事し、虐待防止・早期発見、権利擁護の業務を行うこととされている。

参考資料
厚生労働省．地域包括支援センターの業務．2013．www.mhlw.go.jp/seisakunitsuite/bunya/hukushi_kaigo/kaigo_koureisha/chiiki-houkatsu/dl/link2.pdf（平成30年3月29日アクセス）

シルバー110番

telephone consultation service for aged 110

「♯8080」でつながる、高齢者やその家族が抱える高齢者福祉や介護、医療などの悩みや心配事の電話相談窓口のこと。相談料はほとんどが無料となっている。1987年に社会福祉協議会を実施主体として、全都道府県に1箇所ずつ設置された高齢者総合相談センターが実施している。市町村の独自事業として実施している自治体もある。地域によっては、シルバー110番に代わるサービスを提供している場合があるなど、電話番号は必ずしも♯8080ではないことがある。

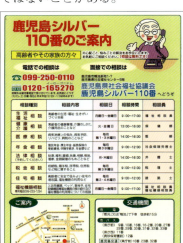

社会福祉法人鹿児島県社会福祉協議会が実施しているシルバー110番の案内。

参考資料

1. ブリタニカ国際大百科事典 小項目事典.高齢者総合相談センター.東京：ブリタニカ・ジャパン．2018.
2. 社会福祉法人鹿児島県社会福祉協議会．鹿児島シルバー110番のご案内．2018. http://www.kaken-shakyo.jp/e/e-1.html（平成30年3月29日アクセス）

資格・職種関連

資格・職種関連

精神保健福祉士（PSW）
Psychiatric Social Worker

　『精神保健福祉士法』に規定される、精神保健福祉領域のソーシャルワーカーのことで、国家資格を有する。精神保健福祉士の名称を用いて、精神科病院などの医療施設において精神障害の医療を受けたり、精神障害者のための施設を利用したりしている方などに対する社会復帰に関する相談に応じ、助言や指導、日常生活への適応のために必要な訓練、その他の援助を行うことを業とする者をいう。医療機関内においては、医療チームとの連携の下、対象者の地域生活との橋渡しを担っている。

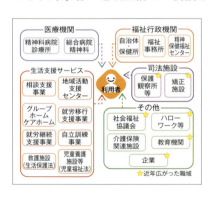

精神保健福祉士がかかわる職場（公益社団法人日本精神保健福祉士協会より一部改変）。
高ストレス社会と言われる近年、医療、障害者福祉、行政、教育、高齢者福祉などの領域において、その活躍の場を広げている。

参考資料
1．（公社）日本精神保健福祉士協会．精神保健福祉士について．2018．http://www.japsw.or.jp/psw/index.htm（平成30年3月29日アクセス）
2．厚生労働省．知ることからはじめよう　みんなのメンタルヘルス．精神保健福祉士について．2018．http://www.mhlw.go.jp/kokoro/nation/psw.html（平成30年3月29日アクセス）

成年後見人
guardian of adult

資格・職種関連

　精神上の障害により、事理弁識能力を欠き、またはその能力の不十分な者について、一定の場合に、本人の行為能力を制限するとともに、本人のために法律行為を行い、または本人による法律行為を助ける者を選任する制度が成年後見制度である。その中で後見開始の審判がなされたときに置かれる後見人をいう。未成年後見人とは異なり、1人ではなく数人でもよく、法人がなることもできる。選任は後見開始の審判時に家庭裁判所が行う。

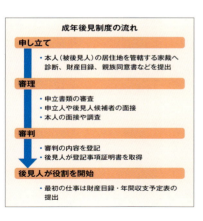

成年後見制度の流れ（日本経済新聞より）。
成年後見制度の利用者は年々増加しているが、成年後見人は預金引出しや年金受領など財産全般を管理するためその責任は非常に重い。親族が候補者となり申し立てることも可能だが、家庭裁判所で認められるとは限らず、親族と本人の関係が円満でない場合は専門職を後見人に指定する傾向がある。

参考資料

福祉教育カレッジ（編）．イラストで見る社会福祉用語辞典．東京：医学評論社，2010.

聴能訓練士（AT）
Auditory Trainer

資格・職種関連

　聴能とは音を感知して聞き分ける能力であり、難聴により未発達の状態にある聴能を呼び覚まし、かつ改善することにより言語の発達を促すのが聴能訓練の考え方である。耳などの障害で聴能に支障がある聴覚障害者に対して、医師の指示に基づいて治療、リハビリテーション、聴力検査、補聴器の選択・使用方法の指導などを行う専門職をいう。現在この養成は、国家資格となった言語聴覚士の養成課程の中で実施されている。

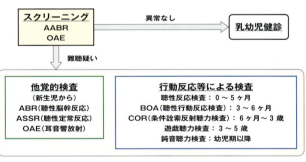

難聴診断の流れ（東京医療センターHPより）。
難聴には先天性、後天性がある。重度の場合は比較的早期に発見されるが、軽度の場合は発見が遅れてしまうことも少なくない。治療の早期開始が改善を左右するので、新生児期のスクリーニングが重要である。そこで難聴が疑われた場合は年齢に応じた検査を行う。

参考資料
田中三郷．聴能訓練士の教育．東京：医学教育, 1972；3(4)：280-283.

認知症ケア専門士
dementia care specialist

資格・職種関連

　認知症ケアに対するすぐれた学識と高度の技能、および倫理観を備えた専門技術士を養成し、わが国における認知症ケア技術の向上ならびに保健・福祉に貢献することを目的として設立された日本認知症ケア学会が認定する民間資格である。つねに認知症ケアに関する新たな知識・技能の修得を資格維持の要件としているため、更新が必要となる。資格の維持には日本認知症ケア学会が主催する講座や、認定する他の団体が開催する講座へ参加により5年間で30単位以上取得が必要となる。

受験資格	認知症ケアに関する施設、団体機関等において、試験実施年の3月31日より過去10年間（2008年4月1日〜2018年3月31日）において3年以上の認知症ケアの実務経験を有する者

第1次認定検査（筆記試験）	各分野50問／4分野合計200問（マーク式・五者択一） ★受験分野　＊各分野の有効期限は5年間 ・認知症ケアの基礎　　　　・認知症ケアの実際I；総論 ・認知症ケアの実際II；各論　・認知症ケアにおける社会資源

4分野すべてにおいて70％以上の正答率

第2次認定試験（論述・面接）	・論述試験：事例に対する論述 ・面接試験：6人1グループの面接試験 　（テーマに則した1分間のスピーチとディスカッション）

合格		登録申請		資格取得

資格取得の課程（認知症ケア専門士公式サイトより）。

参考資料

認知症ケア専門士公式サイト．http://184.73.219.23/d_care/senmonsi/Ssenmonsi.htm（平成30年3月8日アクセス）

資格・職種関連

訪問介護員
home helper

　介護保険制度による利用者の入浴、排泄、食事などの介護、その他の日常生活上の世話などの訪問介護を行う者。ホームヘルパーともいう。訪問介護員として業務に従事するためには介護福祉士の有資格者か、少なくとも介護職員初任者研修を修了しなければならない。従来の訪問介護員養成研修1級・2級課程は、平成25年3月末、3級は平成21年に廃止されている。従来の「訪問介護員養成研修」の1級・2級課程及び「介護職員基礎研修」の修了者は「介護職員初任者研修課程」修了と同等にみなされる。

科目	時間数
職務の理解	6時間
介護における尊厳の保持・自立支援	9時間
介護の基本	6時間
介護・福祉サービスの理解と医療との連携	9時間
介護におけるコミュニケーション技術	6時間
老化の理解	6時間
認知症の理解	6時間
障害の理解	3時間
こころとからだのしくみと生活支援技術	75時間
振り返り	4時間
合計	130時間

介護職員初任者研修の科目（厚生労働省）。
研修は、都道府県知事等が指定した機関において統一されたカリキュラムで行われる。130時間の講義・演習により介護業務に必要な基礎知識、介護の基本、コミュニケーション技術、身体介護の方法などについて学ぶ。

参考資料

福祉教育カレッジ（編）．イラストで見る社会福祉用語辞典．東京：医学評論社，2010．

保健師
public health nurse

　保健師助産師看護師法により国家試験に合格して厚生労働大臣による免許を受けた者。業務は保健指導であるが、活動は地域保健、産業保健、学校保健領域などで疾病予防および生活支援活動を行う。なお、学校保健領域での活動では養護教諭としての資格が必要だが、保健師免許で都道府県の教育委員会への申請により養護教諭二種免許が取得できる。ただし、教育職員免許法施行規則第66条の6に定められた科目を履修する必要がある。

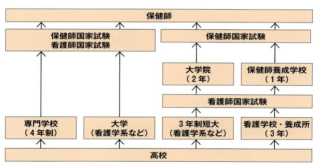

資格取得の課程（ベネッセHPより）。
大学の看護学系学部で学科を専攻した者、統合カリキュラム採用の看護系専門学校卒業者は卒業と同時に国家試験を受験できる。看護学校や看護学系短期大学卒業者は看護師資格を取得後、保健師養成課程のある短大や保健師養成学校を経て受験資格を得る。

参考資料

九州社会福祉研究会（編）. 21世紀の現代社会福祉用語辞典. 東京：学文社, 2013.

民生委員
welfare commissioner

資格・職種関連

　社会奉仕の精神をもって、つねに住民の立場に立って相談。援助にあたる職務者をいう。市町村に置かれた民生委員推薦会の推薦により、都道府県知事の推薦を受けて厚生労働大臣が委嘱する。任期は3年。民生委員法において、福祉事務所その他の関係行政機関の業務に協力するとともに生活保護法において、市町村、福祉事務所長または社会福祉主事の事務の執行に協力するものとされている。都道府県知事は市町村長の意見を聞き、定める区域ごとに民生委員協議会を組織する。

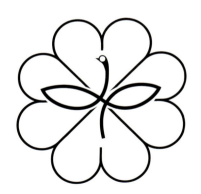

民生委員のマーク。
幸せのシンボルである四つ葉のクローバーの中に、民生委員の「み」の文字と児童委員を示す双葉を組み合わせて平和のシンボルの鳩をかたどり愛情と奉仕を表している。毎年「民生委員・児童委員の日」の5月12日から1週間を「活動強化週間」として、全国でさまざまなPR活動を行っている。

参考資料

福祉教育カレッジ（編）．イラストで見る社会福祉用語辞典．東京：医学評論社，2010．

理学療法士（PT）
Physical Therapist

資格・職種関連

　理学療法士および作業療法士法に基づく国家試験免許を有する者。病気あるいは事故などで身体に障害のある者に対して立つ・座る・歩くなどの基本的動作能力の回復・維持や障害の悪化防止を図ることで自立した日常生活を送れるように支援する。内容は治療体操やその他の運動を行わせる運動療法、電気刺激、マッサージ、温熱などの物理的手段を加える物理療法を主体として日常動作の繰り返し練習、義肢や装具の装着練習などである。

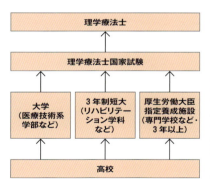

資格取得の課程（ベネッセHPより）。
国家試験の受験には、4年制大学、3年生短期大学、専門学校を卒業しなければならない。作業療法士の資格を持っている場合は、養成学校で2年以上学ぶことで受験資格を得られる。資格取得後は、病院や介護保険関連施設だけでなくプロスポーツチームに所属する者もいる。

参考資料

福祉教育カレッジ（編）. イラストで見る社会福祉用語辞典. 東京：医学評論社, 2010.

資格・職種関連

臨床心理士
clinical psychologist

　1989年に設立された文部科学省認可の資格。主として臨床心理学系大学院を修了後1年以上の実地経験者などを対象とする財団法人日本臨床心理士資格認定協会の試験に合格することで認定される。活動領域は病院の心療内科や精神科、家庭裁判所や児童相談所、少年院や刑務所などの司法施設、障害児や老人の福祉施設、企業内の相談室やスクールカウンセラーなど多岐にわたる。日本のスクールカウンセラーはおおむね臨床心理士の資格をもつ専門家が任用されている。

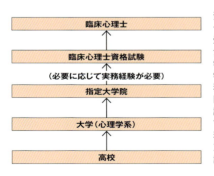

資格取得の課程(ベネッセHPより)。
受験資格は、臨床心理士養成に関する指定大学院あるいは専門職大学院修了者となる。実務経験は、教育相談機関、病院などの医療施設、心理相談機関などで心理臨床に関する勤務経験が基準でありボランティアや研修員などは認められない。

参考資料

福祉教育カレッジ(編). イラストで見る社会福祉用語辞典. 東京:医学評論社, 2010.

7

Keyword 200

処置関連

処置関連

医学的リハビリテーション
medical rehabilitation

　医学的リハビリテーションとは、疾病や外傷が原因で生活上の支障を生じた際、病院や診療所などの医療機関で行う療法をいう。定期的にカンファレンスを開催し、目標や方針を確認しながら評価・計画に基づいて実施される。急性期（受傷後30日以内）の治療と同時に行われることが多い。この時期は、二次的な合併症が起こりやすくなるため、これらを予防することが重要となる。歯科医師による摂食嚥下指導や口腔機能管理は、食支援、誤嚥性肺炎の予防のために実施する重要なリハビリテーションと考えられている。

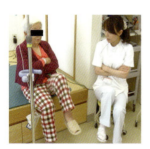 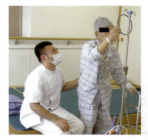

理学療法士（写真左）は、基本的動作能力の回復を図るため、治療体操その他の運動を支援する。作業療法士（写真右）は、社会適応能力の回復を図るため、工芸や手芸などの作業を行わせる。

参考資料
上田　敏（監修）．標準リハビリテーション医学．東京：医学書院，2012．

一次救命処置
basic life support

　一次救命処置（Basic life support：BLS）は、心肺蘇生法（CPR）と自動体外式除細動器（AED）による除細動とからなる。わが国では「日本蘇生協議会（JRC）蘇生ガイドライン2015」が標準であり、その具体的手順が日本救急医療財団「救急蘇生法の指針2015」に示されている。心停止またはその切迫状態にある患者を救命するためには、①心停止の予防、②早期認識と通報、③一次救命処置、④二次救命処置と心拍再開後の集中治療——の4要素からなる「救命の連鎖」が迅速かつ円滑に実施されることが重要である。具体的なBLSの手順についてはP219参考資料を参照していただきたい。

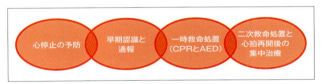

救命の連鎖の図。①心停止の予防、②早期認識と通報、③一次救命処置、④二次救命処置と心拍再開後の集中治療——の4要素からなる「救命の連鎖」を迅速かつ円滑に機能させ、心停止患者の救命と社会復帰を目指す。

参考資料
1．日本蘇生協議会監修．JRC蘇生ガイドライン2015．
2．日本救急医療財団心肺蘇生法委員会監修．救急蘇生法の指針2015．

胃ろう(PEG)
Percutaneous Endoscopic Gastrostomy

　胃ろうとは、内視鏡を使って腹部に穴をあけ、胃に直接栄養を送るために造設された管のことをいう。胃ろうを造設するための手術をPEG(Percutaneous Endoscopic Gastrostomy：経皮内視鏡的胃瘻造設術)と呼び、直接胃に栄養剤を投与する栄養管理法である。経口摂取できない場合や経口だけでは十分な栄養量が摂れない場合、経口摂取の際、むせ込んで肺炎などを起こしやすい場合に適応される。胃ろうは、経鼻経管栄養に比べ患者の苦痛や介護者の負担が少なく、自宅での管理が容易である。また、中心静脈栄養と比較して、消化管を活用した栄養経路のため、腸管免疫にすぐれるといわれている。

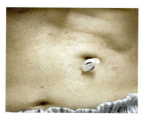 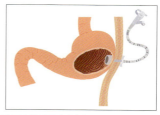

胃ろうカテーテルは胃内固定版と体外固定版(写真左)からなる。胃内固定版はバルーン(風船)型とバンパー型があり、体外固定版は「ボタン型」(写真左)と「チューブ型」がある。
写真右の胃内固定版はバンパー型で体外固定版はチューブ型である。

参考資料
日本消化器内視鏡学会(監修)、日本消化器内視鏡学会卒後教育委員会(責任編集).
消化器内視鏡ガイドライン第3版. 東京：医学書院, 2006：310-323.

クリニカルソーシャルワーク

clinical social work

処置関連

　クリニカルソーシャルワークとは、疾病に罹患し、生活上における金銭的問題や社会的問題を抱えているヒトなどに対して関係を構築し、問題解決のために行う援助活動をいう。1970年代以降のアメリカで、臨床的な社会福祉援助活動を実践する職業として名称された。

　わが国でも、主に病院においてソーシャルワークを実践するソーシャルワーカーが設置され、疾病を有する患者や家族が、自立した生活を送ることができるよう心理的・社会的な問題の解決・調整を援助し、社会復帰の促進を図っている。

参考資料

上田　敏（監修）. 標準リハビリテーション医学. 東京：医学書院；2012.

ケアカンファレンス
care conference

ケアカンファレンスとは「困難事例の課題解決について、協働する関係者が支援目標や支援計画を議論する過程でありケアマネジメントの展開点として機能する場」と定義している(参考資料1)。厚生労働省では個別ケースの検討と地域課題の検討を包括したものを地域ケア会議と位置付けており、高齢者が地域で安心して暮らせる地域包括ケアシステムを構築していくための1つの方法だと述べている。

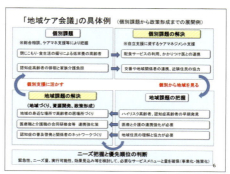

個別課題を解決する際のカンファレンスの主な構成員は「自治体職員、包括職員、ケアマネジャー、介護事業者、民生委員、OT、PT、ST、医師、歯科医師、薬剤師、看護師、管理栄養士、歯科衛生士、その他必要に応じて参加」と明記されている。

参考資料
1. 上原 久, 野中 猛. ケアカンファレンスを構成する因子構造の探索. 日本福祉大学社会福祉論集 2006(115): 129-136.
2. 岡島さおり. 地域ケア会議について. 厚生労働省老健局振興課. 地域ケア会議推進に係る全国担当者会議資料. 平成25年9月20日.

経管栄養
tube feeding

　栄養療法には静脈栄養法(parenteral nutrition：PN)と経腸栄養法(enteral nutrition：EN)がある。腸が機能している場合は、経腸栄養を選択することを基本とする。腸が機能していながらも、経口的な栄養摂取が不可能な場合、あるいは経口摂取のみでは必要な栄養量を投与できない場合には、経管栄養を選択する。経管栄養は経鼻経管栄養と胃瘻(腸瘻)に大別され、短期間の場合は、経鼻経管栄養を選択する。4週以上の長期になる場合や長期になることが予想される場合は、胃瘻(腸瘻)を選択する。

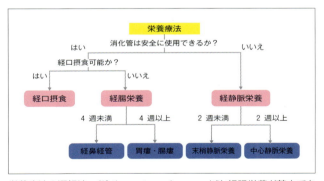

栄養療法の選択法。"If the gut works, use it"と経腸栄養が基本であり、なんらかの理由で経口摂取が困難な場合には経管栄養が選択される。

参考資料
日本静脈経腸栄養学会．静脈経腸栄養ガイドライン第3版．静脈・経腸栄養を適正に実施するためのガイドライン．東京：照林社，2013．

処置関連

行動療法
behavior therapy

　行動療法とは、「現代学習理論の法則にもとづいた有効な方法によって、人間の行動や情動を変える試み」と定義されている。具体的には、問題となる行動を学習性の行動としてとらえ、まず行動分析を行ったうえで、問題となる行動が①条件付けの過剰に起因する場合、②条件付けの不足や欠如に起因する場合——に分けて、前者の場合には行動の消去を、後者の場合には行動の強化を目的とした治療的介入が行われる。

　また人間の情緒が認知のあり方によって大きく影響を受けることから、認知のあり方に働きかけ、情緒状態を変化させ問題解決を図ることを目的とした短期の精神療法を認知療法という。認知の介在を想定しながら行動に働きかけその変容を図ることから、認知行動療法ともいう。

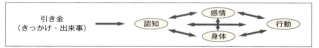

認知行動療法は、人間の心理を「認知、感情、行動、身体」という4つの要素に分け、それらの相互作用から理解し、問題解決を試みようとする精神療法である。

参考資料
1. 加藤　敏, 神庭重信, 中谷陽二, 武田雅俊, 鹿島晴雄, 狩野力八郎, 市川宏伸. 現代精神医学事典第1版. 東京：弘文堂, 2011.
2. 野村総一郎, 樋口輝彦（監修）. 尾崎紀夫, 朝田　隆, 村井俊哉（編集）. 標準精神医学　第6版. 東京：医学書院, 2015.
3. 樫村正美, 野村俊明. 認知行動療法の紹介. 日本医科大学医学会雑誌 2016；12：57-60.

在宅酸素療法（HOT）
Home Oxygen Therapy

処置関連

　在宅酸素療法Home Oxygen Therapy（HOT）は、大気中の空気より高い濃度の酸素を自宅でも投与する療法である。適応疾患は、慢性閉塞性肺疾患（COPD：Chronic Obstructive Pulmonary Disease）、肺結核後遺症、肺がん、肺線維症、間質性肺炎、じん肺、膠原病などで、全国で約16万人が在宅酸素療法を行っている。そのうちCOPDがもっとも多く約45％を占める。自宅に酸素供給機を設置し、必要時あるいは24時間、酸素吸入を行うことで、慢性呼吸不全患者の生命予後を改善するだけでなく、社会復帰も可能にしている。

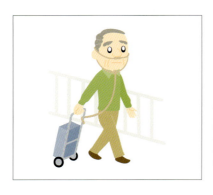

屋外でも持ち運び可能なポータブルな酸素濃縮装置もあり、患者の社会復帰を可能にするとともに、生活の質（QOL：Quality of life）の改善にも大きく貢献している。

参考資料

工藤翔二．COPDの疫学と予防：健康日本21（第2次）を中心に．日本内科学会雑誌　2015：104（6）：1059-1066．

在宅自己腹膜灌流（CAPD）
Continuous Ambulatory Peritoneal Dialysis

　腹膜透析ともいわれ、患者の腹膜の機能を利用して血液をろ過する方法である。腹膜透析では、腹腔内に挿入されたカテーテルから、腹腔内に透析液を注入し、4〜8時間ほど入れたままにすることで、腹膜を介して血液中の老廃物や不要な尿毒素、電解質などが徐々に腹腔内透析液に移動し、血液をろ過する。透析液の注入と排出は、1日4〜5回程度行う。自宅だけでなく外出先でも行え、通院回数を減らすことができる。睡眠中に機械を使って自動的に透析液を交換するAPD（Automated Peritoneal Dialysis）という方法もある。腹膜透析は長期間継続できず、5〜7年程度で腎臓移植や血液透析に移行する。

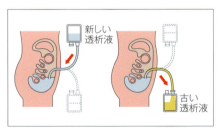

透析液を腹腔内に注入し一定時間貯留させ、その間に腹膜を介して血液中の余分な尿毒素、水分や電解質が透析液に移動する。これら老廃物が移動した透析液を体外に取り出す。排出と注入を繰り返す。

参考資料

1. 平林あゆみ．在宅腹膜透析の現状（通院困難で在宅腹膜透析を行っている高齢者の自宅看取りも含めた現状）．Geriatric Medicine 2017；55(12)：1357-1360．
2. 日本透析医学会統計調査委員会．わが国の慢性透析療法の現況（2016年12月31日現在）．日透析医学会誌　2018；51(1)：1-51．

在宅療法
home medical care

処置関連

　在宅医療（home medical care）とは在宅で行う医療のことであることから、在宅療法とは在宅などで行う療法ということになる。たとえば、患者自身が処方してもらった薬を自宅で飲んだり、注射薬を使用しつつ職場に通ったりするなど、通常社会生活を行いながら自宅で行う医療は、すべて在宅療法といえる。

　現在、日本の診療報酬点数に規定されている在宅療法としては次のような療法がある。

呼吸補助療法・・・在宅酸素療法・在宅人工呼吸療法、
　　　　　　　　　在宅陽圧呼吸療法

栄養補助療法・・・在宅中心静脈栄養療法、成分栄養経
　　　　　　　　　管栄養法

排泄補助療法・・・在宅自己導尿療法や持続導尿や人工
　　　　　　　　　肛門の処置など

在宅注射療法・・・インスリンや麻薬（モルヒネなど）の
　　　　　　　　　注射

補助腎臓療法・・・在宅人工透析療法など

　近年、これら療法の利用している患者が増加している。常時継続して患者家族が管理する在宅療法と、医療者の訪問時に提供される医療を組み合わせることで、自宅でも病院とほぼ同様の治療を受けることができることもある。

参考資料

日本薬剤師会（編集）. 症例から学ぶ！在宅医療の基礎知識. 東京：薬事日報社,
2009.

145

若年性認知症ケア
early-onset dementia

処置関連

　若年性認知症とは65歳未満で発症する認知症で、患者数は全国で約3.79万人と推計されている。若年性認知症は高齢者の認知症と比べると、以下のような特徴があるといわれている。

①症状の進行が早い

②最近まで現役として担っていた社会的役割を放棄せざるを得なくなったことから、社会的役割意識が強い

③若いことから、体力やエネルギーがあり活動的である

④発症した場合に周囲に及ぼす影響が大きい

⑤主たる介護者が配偶者であることが多い

　以上の特徴から若年性認知症ケアにおいては、患者のこれまでの経験や、趣味、性格といった「その人らしさ」や本人の思いを理解し、それを活かしたケアを行う「パーソン・センタード・ケア」が重要といわれている。

参考資料

1．厚生労働省．平成21年「若年性認知症の実態と対応の基盤整備に関する研究の調査結果」．http://www.mhlw.go.jp/houdou/2009/03/h0319-2.html（平成30年3月26日アクセス）

2．若年性認知症ケアのポイント（熊本県若年性認知症ケア・モデル事業報告書）．http://www.pref.kumamoto.jp/common/UploadFileOutput.ashx?c_id=3&id=3018&sub_id=1&flid=1&dan_id=1（平成30年3月26日アクセス）

シャント
shunt

処置関連

　シャント(shunt)とは、血液が本来通るべき血管と別のルートを流れる状態のことで、動脈と静脈が肺循環系や内臓を含む毛細血管を介さず、直接吻合している箇所を指す。

　血液透析を行うためには、1分間に約200mLもの大量の血液を体から透析器に取り出し、老廃物や余分な水分などを取り除いて体に戻す必要がある。通常の静脈から大量の血液を持続的に取り出すことは困難なため、専用の血管をつくる必要がある。これをバスキュラー・アクセス(vascular access)と呼び、動脈と静脈を直接つなぎ大量の血液が通るようにした血管のことを内シャントと呼ぶ。内シャントには、自己の血管のみを用いてつくる自己血管内シャントと、人工の血管を自己の動脈と静脈との間につなげることで内シャントをつくる人工血管内シャントがある。

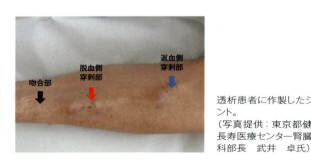

透析患者に作製したシャント。
(写真提供：東京都健康長寿医療センター腎臓内科部長　武井　卓氏)

精神的ケア
mental health care

処置関連

　危機的出来事などに遭遇することにより発生する、心身の健康に関するさまざまな問題を予防すること、あるいはその回復を援助することを精神的（心の）ケアという。

　心身の健康にさまざまな問題をもたらす要因はストレッサーと呼ばれる。健康な人は、さまざまなストレッサーに対処できるが、適切に対応できなかったり、個人の対処能力を超えると、心身にストレス反応と呼ばれるさまざまな症状が現れる。ストレス反応は、誰もが経験する自然な反応であるが、長期間継続する場合、心身にさまざまな疾患や障害が発生する。

　ストレッサーは、仕事、職業生活、家庭、地域などに存在し、心の健康づくりは、自身がストレスに気付きこれに対処する、セルフケアが重要である。しかし、自身の力だけでは取り除くことができないこともあり、心の健康づくりを推進していくためには、メンタルヘルスケアの積極的推進が重要となっている。

参考資料
文部科学省．CLARINET．第1章心のケア総論．http://www.mext.go.jp/a_menu/shotou/clarinet/002/003/010/002.htm（平成30年3月26日アクセス）

ターミナルケア
end-of-life care

処置関連

　ターミナルケア（end-of-life care）または終末医療とは、終末期の医療および看護のことである。終末期という概念については、日本の法律、世界保健機関、医学学会などいずれも、明確な定義は行っていない。

　日本においては高齢多死社会の進展にともない、地域包括ケアの構築に対応する必要があることや、英米諸国を中心としてACP（アドバンス・ケア・プランニング）の概念をふまえた研究・取組が普及してきていることなどをふまえ、平成30年3月に「人生の最終段階における医療・ケアの決定プロセスに関するガイドライン」が改訂された。その中で、人生の最終段階における医療・ケアは医師などの医療従事者から適切な情報の提供と説明がなされ、それに基づいて医療・ケアを受ける本人が多専門職種の医療・介護従事者から構成される医療・ケアチームと十分な話し合いを行い、本人による意思決定を基本としたうえで、人生の最終段階における医療・ケアを進めることがもっとも重要な原則であるとされている。

参考資料
厚生労働省. 人生の最終段階における医療・ケアの決定プロセスに関するガイドライン. http://www.mhlw.go.jp/file/04-Houdouhappyou-10802000-Iseikyoku-Shidouka/0000197701.pdf（平成30年3月26日アクセス）

149

タッピング
tapping

　排痰と無気肺予防のために気管、気管支、肺胞などに付着している痰や異物を体外に出しやすくするために行う行為のこと。痰の貯留部位を叩くことにより振動を与え、気管や気管支などの壁に付着している痰などを剥がれやすくする効果が期待できるとされている。しかし現在では、タッピング単独の効果は疑問とされ、呼吸状態・気道内分泌物（痰）の貯留状態を観察しながら気道内吸引、体位ドレナージ、スクイージング、本人の意識があればハッフィングや深呼吸を組み合わせて呼吸理学療法を行うことが一般的となっている。

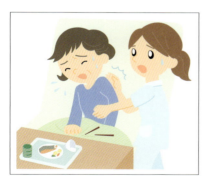

むせた患者の背中を叩き異物（食事）を吐き出しやすくする行為も広義のタッピングである。

中心静脈栄養法(IVH)
IntraVenous Hyperalimentation

　1968年、米国の外科医スタンリー・ダドリック(Stanley J. Dudrick M.D.)によって開発された高カロリー輸液による栄養法のことを表す。上大静脈(中心静脈)にカテーテルを留置し、高カロリー輸液として、炭水化物、蛋白、脂肪、ミネラル、ビタミンなど生存に必要な五大栄養素すべてを経静脈的に供給する方法である。

　近年はIVHの呼称は世界的にあまり使用されなくなっており、静脈栄養(Parenteral Nutrition：PN)の中の中心静脈栄養(Total Parenteral Nutrition：TPN)と末梢静脈栄養(Peripheral Parenteral Nutrition：PPN)という概念が一般的である。食事ができない期間が1〜2週間までの場合はPPNを、それ以上の長期間にわたると予想される場合はTPNが選択される。カテーテルは内頸静脈、鎖骨下静脈、大腿静脈から挿入するが、最近では末梢挿入式中心静脈カテーテル(PICC)も普及してきている。

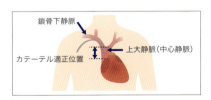

投与ルートとなるカテーテルは、鎖骨下静脈などから挿入し、先端部を上大静脈(中心静脈)に留置する。

処置関連

透析
dialysis

　腎臓がなんらかの原因で正常な機能を維持できなくなり、その機能を人工的に代替することをいう。その目的は尿毒症を防止し、生命維持のため「老廃物除去」「電解質維持」「水分量維持」を行う。

　血液浄化療法ともいい、その具体的方法として血液透析（HD）、腹膜透析（PD）、血液濾過（HF）、血液透析濾過（HDF）、持続血液透析濾過療法（CHDF）、アフェレーシスなどがある。その中でも血液透析がもっとも一般的で、動脈と静脈を交通させたシャントを作製し、週に3回の通院で行う。わが国では約32万人の透析患者がいる。

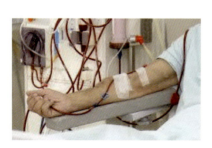

血液透析では腕の血管から血液を取り出し、透析器に循環させ、尿毒素を除去した後、体に戻す。腹膜透析では透析液を腹腔内に一定時間貯留させている間に尿毒素などを透析液に移行させ、体外へ排出させる。

参考資料
1．日本腎臓学会，日本透析医学会，日本移植学会，日本臨床腎移植学会，日本腹膜透析医学会．腎不全 治療選択とその実際2018年度版．2018．
2．（一社）日本透析医学会．図説 わが国の慢性透析療法の現況．2017．

認知症ケア
dementia care

処置関連

　認知症とは、後天的な脳の器質的障害により、いったん正常に発達した知能が不可逆的に低下した状態である。認知症には、アルツハイマー型、脳血管型、レビー小体型があり、このうち60％はアルツハイマー型認知症が占めているといわれている。

　認知症ケアとは、認知症をもった人が自立した生活を送れるように、生活を整えることを目的にした日常生活の支援行為である。さらには、その人らしさを中心におく尊厳を支える支援と認知症の人自身のもつ力を十分に発揮できるように支援することである。

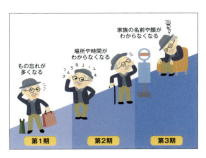

認知症の経過イメージ。

参考資料
(一社)日本認知症ケア学会HP．http://www.chihoucare.org/http://www.chihoucare.org/（平成30年6月14日アクセス）

認知症短期集中リハビリテーション
short-term intensive rehabilitation of dementia

処置関連

　「認知症」と医師の診断を受けた者で、リハビリテーションによって生活機能の改善が見込まれると判断された者に対し、医師または医師の指示を受けた理学療法士（PT）、作業療法士（OT）、言語聴覚士（ST）が、介護老人保健施設や通所介護施設に入所日から起算して3か月以内の短期間に集中的なリハビリテーションを個別に行うこと。

参考資料

関根麻子，永塩杏奈，高橋久美子，加藤　實，高玉真光，山口晴保. 老健における認知症短期集中リハビリテーション：脳活性化リハビリテーション5原則に基づく介入効果. Dementia Jpn 2013；27（3）：360-366.

膀胱留置カテーテル
indwelling bladder catheter

処置関連

　自己導尿できないあるいは介護者による導尿ができない場合に、導尿に用いる器具。

　萎縮膀胱である膀胱容量が50ml以下の場合は、膀胱留置カテーテルの絶対的適応である。在宅医療では100ml以上の残尿を認める場合や、自己導尿が困難な場合の尿閉（準絶対的適応）が多い。また、夜間頻尿のため睡眠が障害される場合や尿失禁のため皮膚炎や褥瘡が悪化する場合（相対的適応）もあり、介護的理由で使用せざるを得ない場合もある。サイズは14-16Frで材質にはラテックスとシリコンがある。

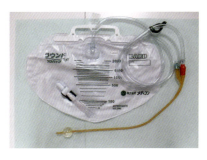

カテーテルの固定位置は、女性は下腿に、男性は尿道の瘻孔形成を避けるために下腹部とする。通常石けんによる洗浄か蒸しタオルによる清拭で、外尿道口の清潔を保つ。在宅では2週間に1回カテーテルを交換する。4週間以上の長期留置は結石形成を引き起こしやすい。

参考資料

(公財)勇美記念財団．在宅での膀胱留置カテーテル管理の実際．http://www.zaitakuiryo-yuumizaidan.com/main/kaisetsu12.html（平成30年7月9日アクセス）

膀胱ろう
colovesical fistula

　恥骨上部の下腹部から腹壁を通して膀胱との瘻孔をつくり、膀胱内にカテーテルを挿入し、永久もしくは一定期間、尿を体外に排出する方法。膀胱留置カテーテルによる排尿に問題がある場合（尿道と皮膚に尿道皮膚瘻が生じるなど）に用いる。侵襲的処置は必要で美容上の問題などの短所はあるが、カテーテルの交換は容易で、膀胱ろうは尿道を通過しないため、男性には前立腺炎や精巣上体炎のリスクを減らすことができる。会陰部の違和感や痛みも少ない。

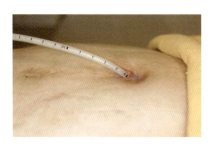

膀胱ろう造設後の最初のカテーテル交換は、瘻孔が完成する3〜4週間後に行う。瘻孔が安定すると、抜いて入れるだけで交換が容易にできる。

参考資料
（公財）勇美記念財団．在宅での膀胱留置カテーテル管理の実際．http://www.zaitakuiryo-yuumizaidan.com/main/kaisetsu12.html（平成30年7月9日アクセス）

マカトン法
Makaton Sign

マカトン法は、1972年に会話のできない聴覚障害と知的障害をもつ人を対象に考案されたコミュニケーション方法のこと。開発者のMargaret Walker、Katharine Johnston、Tony Cornforthの3名の頭文字を取り、Makatonと呼ばれている。ダウン症や自閉症者にも適応されている。「動作によるサイン」「線画によるマークやシンボルの表示」の2つの方法を実際に言葉で話しかけながら行う。話しかけながら動作を行ったり、線画を見せたりすることで、目と耳からの情報が一致し、コミュニケーションをとれるように促すことができる。

日常生活によく使われる350語の核語彙（日本語マカトンでは330語）のそれぞれにサインとシンボルが作られている。

参考資料
1. 発達障害 - 自閉症.net. https://hattatu-jihei.net/makaton（平成30年7月9日アクセス）
2. 松田祥子，津田　望，上野一彦. 日本版マカトン・サイン線画集. 東京：日本マカトン協会，2000.

ユニットケア
unit care

処置関連

　自宅に近い環境の介護施設において、他の入居者や介護スタッフと共同生活をしながら、入居者一人ひとりの個性や生活リズムに応じて暮らしていけるようにサポートする介護方法のこと。多くの人を効率的に介護しようとする集団ケアから、入居者の尊厳ある生活を保障してゆくために、一人ひとりの個性と生活リズムを尊重した個別ケアを実現する1つの手法がユニットケアである。ユニットケアの特徴は、入居者個人のプライバシーが守られる個室と、他の入居者や介護スタッフと交流するための居間（共同生活室）があること。入居者10人前後を1つのユニットとして位置づけ、入居者の個性や生活リズムを尊重した暮らしを介護スタッフがサポートして、ごく普通の生活を営むことを支援している。

参考資料
（一社）日本ユニットケア推進センター．ユニットケアについて．http://www.unit-care.or.jp/about-unitcare/（平成30年7月9日アクセス）

8

Keyword 200

制度・保険関連

制度・保険関連

機能訓練計画
functional training plan

　機能訓練とは、病気・怪我・老化などで喪失または減退した機能を回復するために行う運動療法などの訓練のことを指すが、機能訓練計画とは機能訓練を実施するための計画のことを指す。

　介護保険制度では機能訓練指導員などが個別機能訓練を行った場合、報酬上の評価がされ、この個別機能訓練の算定に機能訓練計画を作成することが求められている。介護保険は病状安定期の者が対象となるため、他のケアでもリハビリ計画など作成が求められる場合が多い。

参考資料
中央法規（編）．改正介護保険制度のポイント．平成27年 4 月からの介護保険はこう変わる．東京：中央法規，2014.

ケアプラン、ケアマネジメント
care plan, care management

制度・保険関連

　ケアプランとは、介護保険制度で受けるサービスの利用計画のことを指し、サービスを受けている要介護者は、月に1回、保険者である市町村への提出が義務付けられている。

　ケアマネジメントとは、主に介護などの福祉分野で、福祉や医療などのサービスとそれを必要とする人のニーズをつなぐ手法のことで、介護保険制度で一般的となった。居宅サービスではケアマネジャー（介護支援専門員）がケアプランを策定し、ケアマネジメントを行っている。

参考資料
椋野美智子，田中耕太郎．はじめての社会保障第14版．東京：有斐閣アルマ，2017.

健康手帳
health handbook

制度・保険関連

　健康手帳とは、2008年から開始された特定健康診査・保健指導などの記録、その他の健康の保持のために必要な情報を記入し、みずから健康管理をするための手帳のこと。健康増進法に基づく健康増進事業により、市町村で40歳以上の者で保健事業に参加した者などに対して健康手帳の交付が行われているが、法制度上の位置づけはない。

　なお、厚生労働省のホームページから閲覧およびダウンロードが可能。また、母子保健法に基づく母子健康手帳などとは、別の手帳として位置づけられている。

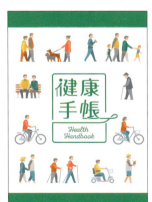

健康手帳の表紙。

参考資料
厚生労働省. http://www.mhlw.go.jp/stf/seisakunitsuite/bunya/0000190984.html（平成30年2月21日アクセス）

健康日本21
healthy Japan 21

　21世紀における国民健康づくり運動のことを指し、2000年に第一次健康日本21が開始された。その後、2002年に健康増進法が制定され、健康増進法に基づく健康推進運動と位置づけられるようになった。第2次の運動が、2013〜2022年度まで行われ、健康寿命の延伸と健康格差の縮小に向けて推進がされている。なお、歯科口腔保健についても、8020達成者を5割以上（中間評価で6割以上への修正予定あり）にするなど、健康増進を進めるための多くの目標が設定されている。

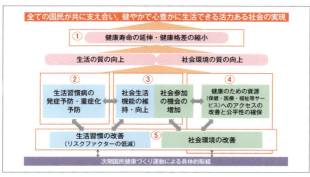

健康日本21（第2次）の概念図。

参考資料
1. 健康増進法（平成十四年法律第百三号）．施行日2016年4月1日．最終更新：平成二十九年五月三十一日公布（平成二十九年法律第四十一号）改正，E-GOV
2. （公財）健康・体力づくり事業財団．http://www.kenkounippon21.gr.jp/（平成30年3月19日アクセス）

制度・保険関連

後期高齢者
elderly person

　後期高齢者とは高齢者（＝65歳以上の者）のうち75歳以上の者のこと。高齢者を支えるわが国の医療保険制度は1961年より国民皆保険制度となったが、複数以上の疾病を発症する75歳以上の高齢者が増えるなか、若年者との相互扶助での制度運用を狙いとして、2006年に「高齢者の医療の確保に関する法律」が成立した。2008年4月から75歳以上を切り離した独立の医療保険制度「後期高齢者医療制度」が発足し、これが契機となって、後期高齢者という言葉が普及した。

参考資料
厚生労働省. 平成24年版厚生労働白書. 社会保障を考える. 2012.

高齢者共同生活支援事業
community life support project for the elderly

制度・保険関連

　高齢者の加齢による身体機能の低下などに対応し、高齢者が互いに生活を共同化、合理化して共同で生活するグループリビングに対し、支援プログラム作成、マネジメント、近隣住民、ボランティア団体による支援体制づくりを行う事業のこと。現在は、介護保険制度の枠組みの中で、介護予防・日常生活支援総合事業が実施されているほか、認知症グループホームでのサービスについて「認知症対応型共同生活介護」として保険給付がなされている。

参考資料

1．（一財）厚生労働統計協会．国民衛生の動向2017/2018．2017；64（9）．
2．中央法規．改正介護保険制度のポイント．平成27年4月からの介護保険はこう変わる．東京：中央法規，2014．
3．介護保険・介護福祉用語辞典．http://kaigoweb.com/（平成30年2月21日アクセス）

制度・保険関連

高齢者保健福祉10か年戦略（ゴールドプラン）

gold plan

　高齢社会を健康で生きがいをもって、また、安心して生涯を過ごせるよう、明るく活力ある長寿・福祉社会とすることを目的に、1989年の消費税導入の趣旨を踏まえ、高齢者の保健福祉の分野における公共サービスの基盤整備を進めるために、在宅福祉や施設福祉などの事業について、1999年までに実現を図るべき十か年の目標を掲げ、1989年12月に国が策定した介護保険導入前の計画のこと。その後、1994年に全面的に改定された高齢者保健福祉5ヵ年計画（新ゴールドプラン）が策定された。

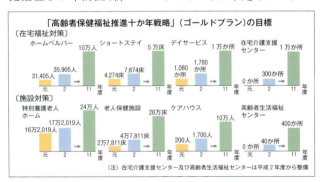

高齢者保健福祉10か年戦略（ゴールドプラン）の目標。（平成2年版厚生白書より、引用・改変）

参考資料

厚生労働省. 平成2年版厚生白書. http://www.mhlw.go.jp/toukei_hakusho/hakusho/kousei/1990/dl/03.pdf（平成30年3月19日アクセス）

ゴールドプラン21
gold plan 21

制度・保険関連

　介護保険制度が開始された2000年4月から5ヵ年間の高齢者の保健福祉施策の充実を図るための計画のこと。活力ある高齢者像の構築、高齢者の尊厳の確保と自立支援、支え合う地域社会の形成、利用者から信頼される介護サービスの確立の4つの柱を基本的な目標として掲げ、介護サービスの基盤整備と生活支援対策などが位置付けられるとともに、新ゴールドプランには盛り込まれていなかったグループホームの整備を具体的な施策として掲げている。

参考資料
厚生労働省. 平成13年版厚生労働白書. http://www.mhlw.go.jp/toukei_hakusho/hakusho/kousei_roudou/2001/dl/12.pdf（平成30年3月19日アクセス）

167

在宅復帰支援機能
function of home return support

制度・保険関連

　地域包括ケアの推進にあたり、介護老人保健施設など
では在宅に復帰するための支援機能が期待されており、
介護報酬上、在宅復帰、在宅療養支援機能加算が設定さ
れている。具体的には、入所者や家族に退所後の保健医
療サービスならびに福祉サービスの指導を行った場合
や、食事、入浴、健康管理などの在宅療養や運動機能、
日常生活動作などの訓練、家屋の改善、退所後の介助の
方法について指導を行った場合などに算定できる報酬と
して位置づけられている。

参考資料
中央法規．改正介護保険制度のポイント．平成27年4月からの介護保険はこう変
わる．東京：中央法規，2014．

施設サービス計画
facility service plan

制度・保険関連

　介護保険施設（特別養護老人ホーム、介護老人保健施設、介護療養型医療施設）で、要介護者がサービスを受けるために検討されたケアプランで、施設の介護支援専門員（ケアマネジャー）が策定する。介護支援専門員は、入所者（入院患者）のアセスメント結果、入所者の希望、医師の治療方針などに基づき、施設サービス計画の原案を作成し、サービス者担当者会議や担当者に対する照会により専門的見地から意見を求め、さらに入所者とその家族に対して内容を説明し、計画書を交付して、文書での同意を得る。そして、計画の実施状況をモニタリングして、必要に応じて計画の変更を行う。入所者の入所（入院）、退所（退院）に際しては、係る居宅介護支援事業者から、情報を交換し、密に連携することが求められる。

参考資料
厚生労働省．第 9 回社会保障審議会介護保険部会（平成16年 2 月）サービスの質資料 3 ．http://www.mhlw.go.jp/shingi/2004/02/s0223-8d.html（平成 30 年 6 月 8 日アクセス）

169

準ユニットケア
associate nursing

　「ユニットケア」とは、自宅に近い環境の介護施設において、他の入居者や介護スタッフと共同生活をしながら、入居者一人ひとりの個性や生活リズムに応じて暮らしていけるようにサポートする介護手法のことを指す。準ユニットケアは、プライバシーの確保に配慮した個室的なしつらえを整備し、12人を標準とする準ユニットごとに共同生活室を設けられている。日中については、準ユニットごとに常時1人以上の介護職員または看護職員を配置され、夜間および深夜において、2準ユニットごとに1人以上の介護職員または看護職員を夜間および深夜の勤務に従事する職員として配置されている。準ユニットごとに、常勤のユニットリーダーが配置されている。

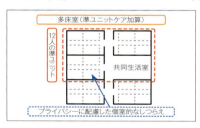

準ユニットケア加算の施設基準。

参考資料
1. 厚生労働省．2015年の高齢者介護．高齢者の尊厳を支えるケアの確立に向けて．ユニットケアについて．http://www.mhlw.go.jp/topics/kaigo/kentou/15kourei/3b.html（平成30年4月23日アクセス）
2. 社会保障審議会．第143回介護給付費分科会参考資料2．http://www.mhlw.go.jp/file/05-Shingikai-12601000-Seisakutoukatsukan-Sanjikanshitsu_Shakaihoshoutantou/0000171814.pdf（平成30年4月23日アクセス）

自立支援医療
psychiatric rehabilitation

制度・保険関連

　公費負担医療の１つ。精神疾患(てんかんを含む)の治療のため、通院による精神医療を継続的に要する病状にある者に対して、医療費の自己負担を軽減するものである。制度の実施主体は、都道府県または指定都市。対象者は精神保健福祉法第５条に規定する統合失調症、精神作用物質による物質中毒、その他の精神疾患(てんかんを含む)を有する者で、通院による精神医療を継続的に要する病状にある者で、症状がほとんどなくても状態維持や再発防止目的の通院も対象となっている。

統合失調症

うつ病、躁うつ病などの気分障害

不安障害

アルコール、薬物などの精神作用物質による急性中毒又はその依存症

知的障害

強迫性人格障害など「精神病質」

てんかん など

自立支援医療の対象となる精神疾患。

参考資料

厚生労働省. 精神保健福祉法(正式名称:「精神保健及び精神障害者福祉に関する法律」)についてhttp://www.mhlw.go.jp/kokoro/nation/law.html(平成30年4月23日アクセス)

171

新ゴールドプラン
new gold plan

制度・保険関連

　新高齢者保健福祉推進10ヵ年戦略のことで、高齢者保健福祉5ヵ年計画ともいわれている。1994年にゴールドプラン策定後、5年後に見直した新計画のこと。今後の介護保険制度導入による高齢者介護対策の充実を図るため、ゴールドプランを見直し、ヘルパー数、福祉整備量などの整備目標を大幅に引き上げるとともに、今後取り組むべき高齢者介護サービス基盤の整備に関する施策の基本的枠組みを新たに策定した。ただし、介護保険法が3年後の1997年に制定されたことから、新ゴールドプランは1999年度で終了し、ゴールドプラン21が新たに策定された。

参考資料

厚生労働省. 平成 8 年版厚生白書. http://www.mhlw.go.jp/toukei_hakusho/ hakusho/kousei/1996/dl/05.pdf（平成30年 3 月19日アクセス）

身体介護中心型
physical nursing care service-centered

制度・保険関連

　身体介護とは、利用者の身体に直接接触して行う介助およびこれを行うために必要な準備、後始末および利用者の日常生活を営むのに必要な機能の向上などのための介助、専門的な援助をいう。

　具体的には、食事介助の場合は、食事摂取のための介助のみならず、声かけ・説明、利用者の手拭き、エプロンがけ、食事姿勢の確保、配膳、摂食介助、食後安楽な姿勢に戻す、気分の確認、こぼしの処理、エプロン・タオルなどの後始末・下膳などを含む。この身体介護が中心である場合を身体介護中心型という。

参考資料

厚生省老人保健福祉局企画課長通知. 平成12年3月1日 老企第36号 第2の2（2）訪問介護の区分.

制度・保険関連

新寝たきり老人ゼロ作戦
new bedridden elderly zero strategy

　高齢社会に備え、1989年に高齢者保健福祉推進10か年戦略（ゴールドプラン）が策定された。しかし、予想よりも高齢化が進んだため、1994年に新たな目標として策定された新ゴールドプランに盛り込まれた施策である。要援護高齢者の自立支援施策の1つであり、高齢者介護対策の更なる充実を図った。なお、その後の2000〜2004年のゴールドプラン21では、「ヤング・オールド作戦」が新たに展開された。

参考資料
厚生省老人保健福祉局老人保健課（監修）．新寝たきり老人ゼロ作戦関係通知集．各種保健福祉サービスの概要．東京：日本法令，1998.

生活援助中心型
life support service-centered

　生活援助とは、身体介護以外の訪問介護における掃除や洗濯、調理などの日常生活の援助で、利用者が単身または同居家族が要介護（要支援）認定者、または障害や疾病で家事が困難な場合に行われるものをいう。本人の代行的なサービスとして位置づけられていることから、介護などを要する状態が解消されたならば、本人が自身で行うことが基本となる。

　したがって、同居家族がいる場合、その同居家族が対応することが基本となる。この生活援助が中心である場合を生活援助中心型という。

参考資料
厚生省老人保健福祉局企画課長通知．平成12年３月１日 老企第36号 第２の２ （２）訪問介護の区分．

制度・保険関連

制度・保険関連

21世紀における
国民健康づくり運動
nation health making in the 21st century

　1988（昭和63）年から実施された第2次国民健康づくり対策（アクティブ80ヘルスプラン）を継承する第3次国民健康づくり運動として、2000年から実施されている運動のこと。「健康日本21」と略称される。本運動は、壮年期死亡の減少や健康寿命の延伸、生活の質の向上を目的として、第一次予防を重視し、歯の健康を含む9分野で具体的な目標値を示した。のちに制定された健康増進法により、法的にも本運動の推進が規定された。2012年の最終評価を経て、2013年からは、健康格差の縮小を目的に追加した第2次健康日本21が継続実施されている。

参考資料
厚生労働省. 21世紀における国民健康づくり運動（健康日本21）について報告書.
http://www1.mhlw.go.jp/topics/kenko21_11/pdf/all.pdf（平成30年3月10日
アクセス）

日本介護福祉会方式
The Japan Association of Certified Care Workers form

　介護福祉士による専門職団体である日本介護福祉士会が作成した高齢者介護サービスのためのケアマネジメント用のアセスメント方式。生活状況を把握するために「衣、食、住、体の健康、心の健康、家族関係、社会関係」の7領域について、現状のほか、本人の意欲・関心などを総合的に把握するようになっている。これにより、サービス提供者の一方的な評価・策定を避け、一般生活を営むうえでの障害の原因究明と問題解決の方法を利用者とともに考えることができる。

参考資料

（公社）日本介護福祉士会. 日本介護福祉士会各種様式. http://www.jaccw.or.jp/katsudo_reports/yoshiki.php（平成30年3月10日アクセス）

日本社会福祉会方式

The Japanese Association of Certified Social Workers form

制度・保険関連

　社会福祉士の職能団体である日本社会福祉士会が作成した高齢者介護サービスのためのケアマネジメント用のアセスメント方式。アセスメントからモニタリングに至るまで、ケアマネジメントの全過程について、最低限行うべき事項をチェックしながら記録する実践記録様式である。介護保険に合わせ、認定調査項目にも準拠している。在宅および介護保険施設の双方に対応している。住環境や福祉用具についての詳細な項目、本人や介護者の意見を自由に記入できる部分が多い。

参考資料

日本社会福祉士会（編集）．ケアマネジメント実践記録様式Q＆A３訂．東京：中央法規出版．2011．

訪問介護計画
home-visit long-term care plan

　いわゆるケアプランのことを指す。介護保険の要介護認定を受けた被保険者（利用者）に対して、利用者本人やその家族の希望に添ったケアプランを適切に利用できるように、本人や家族の心身の状況や生活環境などに配慮し、利用できる介護サービスの種類や内容を定めた利用計画のことである。居宅介護支援事業者、介護支援専門員（ケアマネジャー）に作成を依頼するが、利用者本人が作成することも認められている。ケアプランは、利用者やその家族の心身の状態の変化などを把握して、常に適切なサービスが受けられるように継続的な管理（モニタリング）および再評価（再アセスメント）を行い、見直しが求められる。

参考資料
佐藤ちよみ．よくわかり、すぐ使える新訪問介護計画書のつくりかた．東京：日本医療企画，2012.

訪問看護計画書
home-visit nursing care plan

　主治の医師の指示や利用者の希望や心身の状況などをふまえ、療養上の看護・リハビリテーションの目標、その達成のための訪問計画および看護内容など具体的なサービスを記載したもので、訪問看護サービスを提供する訪問看護ステーション、医療機関が作成する。主治医との連携が重要であり、適切な指定訪問看護を提供するため、定期的に訪問看護報告書とともにこの計画書を主治医に提出しなければならない。また、すでに居宅サービス計画が作成されている場合は、その計画に沿って作成する。

参考資料
山内豊明（監修），岡本茂雄（編集）．生命・生活の両面から捉える訪問看護アセスメント・プロトコル改訂版．東京：中央法規出版，2015．

老人健康保持事業
elderly health preservation project

老人福祉法で定めた老人福祉の増進のための事業で、地方公共団体の固有事務として老人の心身の健康の保持に資するための教養講座、レクリエーシェンその他広く老人が自主的かつ積極的に参加することができる事業として定義される。高齢者に対する老人クラブの開催、運動教室の開催など高齢者の生きがいを促進していく事業が展開されている。具体的にはピアノ教室などの音楽教室、ゲートボール、グランドボールなどの運動教室、介護についての知識を高める講義の開催、介護者を対象とした教室などがある。

なお、老人健康保持事業を促進するための全国唯一の指定法人として長寿社会開発センターがあり、都道府県組織である「明るい長寿社会づくり推進機構」の活動を支援し、福祉・保健・医療関係団体、行政機関と連携して、高齢者の生きがいと健康づくりを推進するためのさまざまな事業を展開している。

参考資料

(一財)長寿社会開発センター. 法人シート／事務・事業シート(概要説明書).
http://www.mhlw.go.jp/jigyo_shiwake/dl/21-2d.pdf(平成30年3月10日アクセス)

制度・保険関連

老人訪問看護指示
home-visit nursing care order

制度・保険関連

　入院患者または介護老人保健施設入所者の退所時に、施設医師が診療に基づき、指定訪問看護、指定定期巡回・随時対応型訪問介護看護または指定看護小規模多機能型居宅介護の利用が必要であると認めた場合に、入所者の選定したサービス提供者に対して、当事者の同意を得て訪問看護指示書を交付した場合の指示をいう。訪問看護指示書は、介護保険や医療保険の制度を利用して訪問看護サービスを受ける際には必須の指示書である。介護保険で訪問看護サービスを受ける場合は、ケアマネジャーが作成するケアプランに訪問看護が組み込まれることから、ケアマネジャーから、主治医に訪問看護指示書の発行を依頼し、交付を受ける。

参考資料

介護と医療研究会(著), 山岡栄里, 河村雅明(監修). 現場で使える訪問看護便利帖. 東京：翔泳社, 2016.

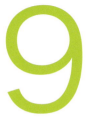

Keyword 200

疾患名関連

うつ病
major depressive disorder

　うつ病とは、抑うつ気分や興味または喜びの喪失が一定期間存在し、病前の機能からの変化を生じる精神疾患である。神経症的特質（否定的感情）の傾向が強い場合は危険要因となり、環境の変化や遺伝、生理学的要因など複数の要因が複合的に関与する。症状としては、食欲または体重、睡眠、精神運動性活動（会話や体動、声量）の変化、気力の減退などがみられる。治療法として抗うつ薬を用いた薬物療法や認知行動療法、環境調整も併用される。

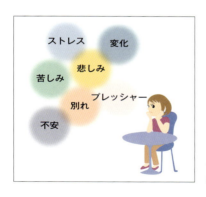

うつ病はさまざまな原因で起こる。

参考資料
1. 厚生労働省. みんなのメンタルヘルスうつ病. http://www.mhlw.go.jp/kokoro/speciality/detail_depressive.html (平成30年4月15日アクセス)
2. 高橋三郎, 大野 裕 (監訳). 日本精神経学会 (日本語版用語監修). DSM-5 精神疾患の診断・統計マニュアル. 東京：医学書院, 2014.

誤嚥性肺炎（呼吸器疾患）
aspiration pneumonia

　嚥下時における食物や唾液、嘔吐時の胃の内容物など食堂に入るべきものを気道に吸引することにより発症する肺炎。高齢者では、咳反射や嚥下機能の低下により無意識のうちに感染する不顕性誤嚥による場合があり、原因を特定できない肺炎では誤嚥性を疑う。

　治療は抗菌薬を用いた薬物療法が基本であるが、口腔清掃不良によるリスクも高く、口腔ケアおよび嚥下指導も重要となる。

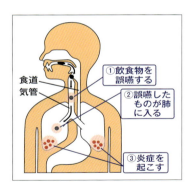

一般的な誤嚥性肺炎発症のイメージ。

参考資料

(一社)日本呼吸器学会．感染性呼吸器疾患，誤嚥性肺炎．http://www.jrs.or.jp/modules/citizen/index.php?content_id=11(平成30年4月15日アクセス)

疾患名関連

細菌感染症（溶連菌、緑膿菌）
bacterial infections

　溶連菌感染症は、A群β-溶血性連鎖球菌による咽頭炎や扁桃腺炎をきたす疾患のこと。2～3歳から小学生くらいまでが好発年令で、喉の痛み、発熱、赤い発疹（とびひ）の症状に続き、イチゴ舌が出現する。喉の痛みや高熱により食事摂取困難、脱水となるので注意が必要である。イチゴ舌は川崎病などとの鑑別診断を要す。

　緑膿菌感染症は、緑膿菌による「易感染宿主」に発症する疾患（日和見感染）のこと。敗血症、呼吸器感染症、尿路感染症、褥瘡、肝・胆道系感染症、消化管感染症などさまざまな症状を引き起こすため、MRSAと同様に重大な病院感染起因菌である。近年では緑膿菌が多くの抗菌薬に耐性をもつ多剤耐性緑膿菌が出現しており、抗菌薬投与法にも注意が必要である。

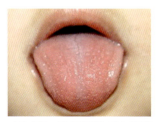

イチゴ舌。発病初期に赤い乳頭をともない白い外被をもつ白いイチゴ舌であるが、発病3～4日目には白い外被が脱落し赤いイチゴ舌となる。

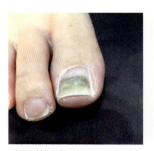

爪甲剥離を起こしている部分への緑膿菌感染症もあるため、全身の観察が重要である。

失語症
aphasia

疾患名関連

　脳血管障害（脳出血、脳梗塞など）や頭部外傷などにより、脳の大脳の言語中枢（言語野）が後天性の損傷を受けることにより、獲得した言語機能に障害をきたした状態。発語に障害を生じる運動性失語と聴覚性理解に障害を生じる感覚性失語に大別され、前者は前頭葉に、後者は側頭葉に病巣を有することが多い。診断に際しては、構音障害、認知症、難聴などとの鑑別が重要で、CTやMRIにより病巣の部位を特定する必要がある。診断とリハビリテーションは、言語聴覚士（PT）が担当し、残存言語機能を利用したコミュニケーション力の向上や言語機能の改善を目的とするリハビリテーションを継続的に行う。

参考資料

鈴木匡子．脳血管障害による失語症のリハビリテーション今日の治療指針2018年版．東京：医学書院，2018：977-978.

神経・運動障害
neurological disorders, movement disorders

疾患名関連

運動障害とは、人体の運動機能においてなんらかの永続的な障害が生じており、それが日常生活に不自由をもたらす状態をいう。

特に随意運動障害の要因と成り得る運動神経経路の疾病としては、脳性麻痺、重症心身障害、二分脊椎、筋ジストロフィー、脊髄損傷、関節リウマチ(RA)、パーキンソン病、脊髄小脳変性症(SCD)、筋委縮性側索硬化症(ALS)などが挙げられる。

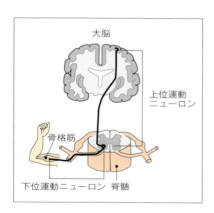

随意運動の経路。筋委縮性側索硬化症(ALS)は上位運動ニューロンと下位運動ニューロンの両方が系統的に変性する疾患である。

参考資料

1. 伊藤正男, 井村裕夫, 高久文麿(総編集). 医学書院 医学大辞典 第2版. 東京：医学書院, 2009.
2. 日本神経科学学会. 脳科学辞典. http://bsd.neuroinf.jp/(平成30年3月22日アクセス)

整形外科的疾患
orthopedic disease

　平均寿命の延伸と後期高齢者の増加にともない、要介護状態にいたる原因疾患の予防と早期治療は喫緊の課題であり、寝たきりの要因となる大腿骨頸部骨折とその原因の一つである骨粗鬆症などの整形外科的疾患（運動器疾患）の重要性は増している。骨粗鬆症は、閉経後の女性を中心に発症し、大腿骨頸部骨折のほか、脊椎圧迫骨折などを継発する。骨粗鬆症の治療には、ビスホスホネート薬や抗RANKL抗体薬などの骨吸収抑制薬が有効であるが、副作用として顎骨壊死を発症する可能性があり、歯科との連携が求められている。そのほか加齢にともない、変形性関節症、脊柱管狭窄症やサルコペニア、ロコモティブシンドロームを発症し、ADL（日常生活動作）の著しい低下を招くことがある。

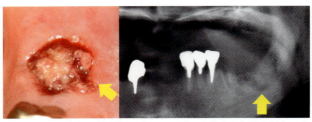

79歳の骨粗鬆症患者（女性）。ビスホスホネート薬を4年間内服中、左下第1第2大臼歯部に顎骨壊死を発症。

参考資料

（公社）在宅医療助成勇美記念財団．在宅医療テキスト第3版特設サイト．運動器の障害（整形外科疾患）木下朋雄．http://www.zaitakuiryo-yuumizaidan.com/textbook/section/2-1_7（平成30年6月8日アクセス）

精神遅滞・発達障害
Mental Retardation, Developmental Disorders

疾患名関連

　精神遅滞（MR）とは、話す力やことばの理解、形を認識する力や状況を理解する力などの知的能力が年齢に比して全般的に低いレベルにあり、社会生活を営むうえで周りの人々の理解と支援を必要とする状態をいう。

　発達障害（DD）とは、自閉症、アスペルガー症候群、その他の広汎性発達障害、学習障害（LD）、注意欠陥・多動性障害（ADHD）、強度行動障害など、脳機能の障害によって低年齢時より日常生活、あるいは社会生活に制限を受けることをいう。

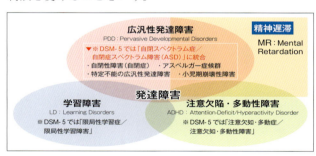

発達障害の分類。米国精神医学会によるDSM-5分類では、広汎性発達障害は自閉スペクトラム症（ASD）と呼称されている。

参考資料

1. 伊藤正男, 井村裕夫, 高久文麿（総編集）. 医学書院 医学大辞典 第2版. 東京: 医学書院, 2009.
2. 日本神経科学学会. 脳科学辞典. http://bsd.neuroinf.jp/（平成30年3月22日アクセス）
3. 国立障害者リハビリテーションセンター. 諸外国の「発達障害」の用語の使用と支援の概要. http://www.rehab.go.jp/ddis/（平成30年3月22日アクセス）

てんかん
epilepsy

種々の成因によってもたらされる慢性の脳疾患であって、大脳ニューロンの過剰な発射に由来する反復性の発作（てんかん発作）を特徴とし、それにさまざまな臨床症状および検査所見がともなう。大脳の神経細胞（ニューロン）は規則正しいリズムでお互いに調和を保ちながら電気的に活動しているがこの活動が突然崩れて、激しい電気的な乱れ（ニューロンの過剰発射）が生じることによって起きる。

てんかんは、脳になんらかの障害や傷があることによって起こる「症候性てんかん」と、原因不明の「特発性てんかん」に分かれる。発症年齢は乳幼期から高齢期まで幅広く発病するが、3歳以下の発病がもっとも多く、80％は18歳以前に発病するといわれている。しかし近年、人口の高齢化にともない、高齢者の脳血管障害などによる発病が増加傾向にある。

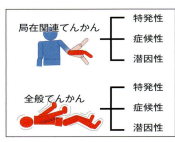

てんかんの種類。

参考資料
1. Gastaut, H. WHO国際てんかん用語委員会共編，和田豊治（訳）．てんかん事典．東京：金原出版，1974．
2. 日本神経学会．てんかん治療ガイドライン2010．https://www.neurology-jp.org/guidelinem/tenkan.html（平成30年4月23日アクセス）

疾患名関連

難聴（伝音性、感音性、老人性）
hearing loss (conductive hearing deafness, sensorineural hearing loss, presbycusis)

　音響の受容から認知までの機構と機能（聴覚）が障害されること。原因、部位によって伝音性難聴と感音性難聴に大別できる。伝音性難聴は外耳・中耳に病変があり伝送特性の変化により生じる。音声を正確に受け取る能力は侵されておらず、手術で改善あるいは補聴器での補正が有効である。感音性難聴は内耳または内耳から聴覚中枢に至る部位に原因を有するもので、音の総合分析機構が障害され言葉の弁別能が低下する。代表的疾患に老人性難聴がある。

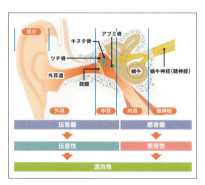

難聴の種類と障がい部位。（難聴と補聴器の総合サイト「みみから。」引用・一部改変）。

参考資料
(一社)日本耳鼻咽喉科学会．難聴でお困りの方へ．http://www.jibika.or.jp/citizens/hochouki/index.html（平成30年4月23日アクセス）

認知症

dementia（major neurocognitive disorder：DSM-5）

　後天的な脳の器質的障害により、いったん正常に発達した知能が不可逆的に低下した状態とされる。認知症の原因疾患は多数あり、なかでも治療の困難な認知症原因疾患を四大認知症とよび、四大認知症は脳血管障害によって生じる後遺症としての血管性認知症のほか、変性性認知症としてアルツハイマー型認知症、レビー小体型認知症、前頭側頭型認知症がある。老人性認知症は高齢期における認知症（あるいは認知機能低下）の総称として使用されることがある。

　特に変性性認知症は病状の進行により、日常生活機能低下が障害されてくる特徴があり、変化していく症状に対し、治療（キュア）するよりも支援（ケア）するという考え方が必要である。

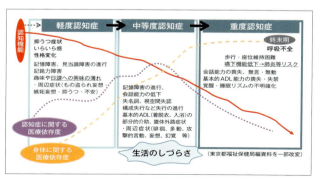

認知症の重度別症状。

疾患名関連

脳血管障害
cerebrovascular disease

　脳血管障害とは、脳の血管が障害を受けることによって生じる疾患の総称。脳血管障害は脳出血（出血性脳血管障害）と脳梗塞（虚血性脳血管障害）の2つに分類され、さらに脳出血は脳内出血とクモ膜下出血、脳梗塞は脳血栓および脳塞栓に分類される。うち急激に発症したものは、脳卒中（stroke、apoplexy）、脳血管発作（cerebrovascular attack：CVA）、一過性脳虚血発作（TIA）と呼ばれる。脳血管障害の部位によって片麻痺、構音障害、意識障害、頭痛、嘔気嘔吐、高次脳機能障害などさまざまな症状が出現する。

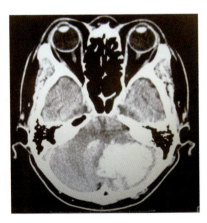

脳出血の症例。血腫による圧迫が強ければ血腫除去が必要となる。

白内障、緑内障
cataract, glaucoma

　白内障は、眼の中のレンズの役割をする水晶体が濁ってしまい、網膜に鮮明な像を描けなくなる病気のこと。眩しい、目がかすむという初期症状から視力の低下へと進行していく。最近ではアトピー性皮膚炎や糖尿病の合併症として若年者の発症も増えている。また前立腺肥大症の薬を服用している男性の手術において、術中虹彩緊張低下症候群(IFIS)が起きる可能性も指摘されている。

　緑内障は、眼圧が高くなることによって、視神経が障害され、視野(見える範囲)が狭くなったり、部分的に見えなくなったりする病気のこと。眼圧が正常範囲内の人でも、「正常眼圧緑内障」と呼ばれる緑内障が起こることがある。緑内障の進行はつねに一方通行であり、厚生労働省研究班の調査によると、わが国における失明原因の第1位を占める。

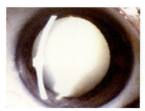
眼中レンズの役割をする水晶体が濁ってしまった高度の白内障。

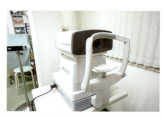
眼圧測定器。目の眼圧を簡易的に測定する機械で、緑内障の検査などで使用する。

10

Keyword 200

その他

アクセスフリー
access free

その他

　公共の建造物などで、身体障害者や高齢者が利用しやすいように工夫されている設計のことを指す。具体的には、道幅を広げる、段差をなくす、警告床材の設置、点字の案内図などがある。

　また、平成12年 5 月17日、高齢者や身体障害者、そのほか妊産婦などが公共交通機関を利用して移動する際の利便性・安全性の向上を促進することを目的として、「高齢者、身体障害者等の公共交通機関を利用した移動の円滑化の促進に関する法律」法律第68号が公布された。通称「交通バリアフリー法」と呼ばれる。

参考資料

1 ．介護のための情報サイト「介護×ナースコール」アクセスフリーとは. http://heiwa-net.ne.jp/care-nursecall/glossary/access-free/（平成30年 5 月8 日アクセス）
2 ．介護保険・介護福祉用語辞典. アクセスフリーとは. http://www.kaigoweb.com/alakusesu.html（平成30年 5 月 8 日アクセス）

アセスメントシート
assessment sheet

その他

　介護サービスの開始時や更新時、状態に変化が見られた時など、ケアプランを考える元となる大切な記録で、利用者と家族の家庭環境、生活を送るうえでの問題点などを記録する。アセスメントシートには複数の様式があるが、厚生労働省が指定する『課題分析標準項目』の23項目を満たせば、独自に作成・運用しても問題ないが、自治体によって指定がある場合もある。

　MDS-HC方式、包括的自立支援プログラム、日本介護福祉士会方式、日本訪問看護振興財団版方式、ケアマネジメント実践記録様式がある。

参考資料

1. 介護のお仕事研究所. アセスメントシートの様式と書き方. https://kaigo-shigoto.com/lab/archives/2264(平成30年5月8日アクセス)
2. メディケアキャリア 介護福祉士 アセスメントシートの書き方について. https://www.medicare-c.jp/column/15/kaigofukushishi-asesument/ (平成30年5月8日アクセス)
3. Tap-biz「アセスメントしーと」の記入例と注意点. https://tap-biz.jp/tap_cat_100401/tap_cat_100405/1008378(平成30年5月8日アクセス)

アドボカシー
advocacy

その他

　アドボカシーとは従来、法律用語として「社会的弱者やマイノリティーの権利擁護・代弁」「社会環境による性差撤廃」「地球環境問題」など広域な分野での活動を意味する言葉として使用されている。

　看護・介護におけるアドボカシーとは「患者や家族が自身の権利や利益を守るための自己決定ができるように、看護師や介護者が患者や家族を保護し、情報を伝え、支えることでエンパワーメント（患者・家族を強引に説得したりするのではなく、自己決定できるように働きかけること）すること、さらに医療従事者との仲裁を行い、医療者間の調整をすることである」と定義づけられている。

参考資料

1．いまさら聞けない看護用語・略語．アドボカシー．https://www.nurse-happylife.com/4554/（平成30年 5 月 8 日アクセス）

2．介護保険・介護福祉用語辞典．アドボカシーとは．http://www.kaigoweb.com/ 3 adobokasi.html（平成30年 5 月 8 日アクセス）

199

その他

インフォームド・コンセント（IC）
Informed Consent

　説明と同意と訳されている。患者が治療を受ける際に病気や治療方針について医師など医療提供者から十分な説明を受け、患者自身がその内容をしっかりと理解、納得したうえで、みずからの意思で治療法を選択・同意することをいう。医療提供者と患者が治療方針、効果、副作用などを共有することで、互いに信頼関係をつくり、スムーズな治療が行えるようになる。

　厚生労働省はインフォームド・コンセントを、より良い医療を行うために必要な手段として位置づけている。

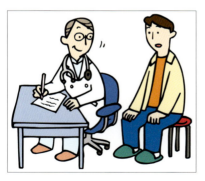

インフォームドコンセントのイメージ。

参考資料

1．（公社）日本看護協会．インフォームドコンセントと倫理．https://www.nurse.or.jp/nursing/practice/rinri/text/basic/problem/informed.html（平成30年5月8日アクセス）

栄養ケアマネジメント
nutrition care and management

その他

　栄養上の改善すべき問題を解決するために、対象者の栄養状態をスクリーニングし、問題を抽出することにより個々人に最適な栄養ケアを行い、その業務遂行上の機能や方法、手順を効率的に行うためのシステムをいう。平成17年10月に介護保険制度が改正され、従来は給付の対象であった介護保険施設の食費の自己負担化されたことにともない、高齢者の低栄養状態の改善を目的とした栄養ケアマネジメントの実施が介護報酬として評価されるようになった。

参考資料

1. 介護情報.com．栄養ケアマネージメントについて．http://www.kagayakiplan2.com/kaigo-joho/index.html（平成30年5月8日アクセス）
2. （公財）長寿科学振興財団．健康長寿ネット．介護保険施設における低栄養と栄養ケア・マネジメントの課題．https://www.tyojyu.or.jp/net/topics/tokushu/koreisha-shokuji-eiyo/teieiyo-eiyocaremanagement.html（平成30年5月8日アクセス）
3. （公社）日本栄養士会．介護報酬．https://www.dietitian.or.jp/data/nursing-reward/（平成30年5月8日アクセス）

その他

オストメイト
ostomate

　癌や事故などにより消化管や尿管が損なわれたため、腹部などに排泄のための開口部であるストーマ（人工肛門・人工膀胱）を造設した人のことをいう。

　オストメイトを正しく知ってもらうため、オストメイトマークが作られている。また、最近ではオストメイト用の施設やトイレを備えていることを表示している公共施設やショッピングセンターなどが増えている。

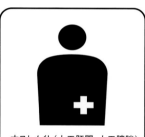

人工肛門・人工膀胱を造設している人（オストメイト）を表しているオストメイトマーク。

参考資料
1．コロプラスト株式会社. Coloplast. オストメイトマークをご存知でしょうか？ https://www.coloplast.co.jp/stoma-care/people-with-a-stoma/before-stoma-surgery/ostomate-mark/（平成30年5月8日アクセス）
2．（公社）日本オストミー協会. http://www.joa-net.org/index.html（平成30年5月8日アクセス）

関節可動域（ROM）
Range Of Mortion

その他

　身体の各関節が生理的に運動することができる範囲（角度）のことを示す。関節可動域の測定は阻害因子の発見、障害程度の判定、治療介入の決定、治療・訓練の評価を目的としている。測定方法は、自然に立っている状態で体幹や四肢のとる肢位を解剖学的肢位０°とし、関節角度計を用いて関節の運動範囲を５°刻みで測定する。

　日本リハビリテーション医学会、日本整形外科学会で測定法と判定基準を共有している。

屈曲 （前方挙上） forward flexion	180	肩峰を通る 床への垂直 線（立位また は座位）	上腕骨	前腕は中間位 とする。 体幹が動かな いように固定 する。 脊柱が前後屈 しないように 注意する。	
伸展 （後方挙上） backward extension	50				
外転 （側方挙上） abduction	180	肩峰を通る 床への垂直 線（立位また は座位）	上腕骨	体幹の側屈が 起こらないよ うに90°以上 になったら前 腕を回外する ことを原則と する。	
内転 adduction	0				

関節可動域。（参考資料１、２より一部引用）

参考資料

1. 日本整形外科学会，日本リハビリテーション医学会．関節可動域ならびに測定法．リハ医　1995；32（4）：207-217.
2. 日本整形外科学会，日本リハビリテーション医学会．関節可動域ならびに測定法．日整会誌　1995；69：240-250.

クオリティ・オブ・ライフ（QOL）
Quality Of Life

その他

　生活の質は、個々の人の人生観、価値観に基づいて「充実した生を送っている状態」である側面と、提供された医療や生活環境によって「結果として良い状態」である側面をもつ。これらは主観的幸福感や生活の充足感、心身機能などの生活機能、社会や人との接触・交流、身体の快・不快感という4つの構成要素に集約でき、これらを考慮した総括的評価法としてSF-36やその簡易版SF-12があり、国際的にも標準化されている。

問1　現在の健康状態の評価
　1．最高によい　2．とてもよい　3．よい　4．あまりよくない　5．よくない
問2-a（問3-b）適度の活動をする
問2-b（問3-d）階段を数段上までのぼる
　1．とても難しい　2．少し難しい　3．全然難しくない
問3-a（問4-b）仕事・普段の活動が思ったほどできなかった（身体状態のため）
問3-b（問4-c）仕事・普段の活動の内容によってはできないものがあった（身体状態のため）
　1．いつも　2．ほとんどいつも　3．ときどき　4．まれに　5．全然ない
問4-a（問5-b）仕事・普段の活動が思ったほどできなかった（情緒的問題のため）
問4-b（問5-c）仕事・普段の活動が集中してできなかった（情緒的問題のため）
　1．いつも　2．ほとんどいつも　3．ときどき　4．まれに　5．全然ない
問5（問8）痛みによっていつもの仕事が妨げられた
　1．全然　2．わずかに　3．少し　4．かなり　5．非常に
問6-a（問9-d）落ち着いて穏やかな気分だった
問6-b（問9-e）活力にあふれていた
問6-c（問9-f）落ち込んで憂うつな気分だった
　1．いつも　2．ほとんどいつも　3．ときどき　4．まれに　5．全然ない
問7（問10）人との付き合いをする時間が、身体的あるいは心理的理由で妨げられた
　1．いつも　2．ほとんどいつも　3．ときどき　4．まれに　5．全然ない

総括的評価法の簡易版SF-12の項目。

参考資料

1．日本老年医学会．高齢者のQOL 老年医学テキスト改訂第3版．東京：メジカルビュー社．2008；226-229.
2．福原俊一，鈴鴨よしみ．健康プロファイル型尺度　臨床のためのQOLハンドブック．東京：医学書院．2001；32-42.

コミュニケーション
（言語的・非言語的）
communication（verbal・non-verbal）

社会生活を営む人間の間で行われる知覚・感情・思考の伝達のことであるが、医療においては「診断・治療・説明に必要な情報交換」であり医学の根幹に関わる部分に資する。コミュニケーションの過程は、発信者の伝達したい内容（意味）が変換する過程（記号化）を経て記号（メッセージ）となる。メッセージは言語（話し言葉など）だけでなく非言語（しぐさなど）としても表出され、受信者の記号解読によって解釈される。コンテキスト（場の雰囲気）、チャネル（記号にともなう視覚、聴覚などの情報）、ノイズ（意味の正確な伝達を妨げる要因）は記号解読に影響を及ぼす。

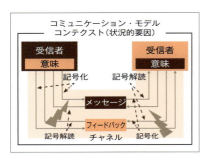

コミュニケーション・モデル。

参考資料

藤沼康樹．医療コミュニケーションの考え方　新・総合診療医学第2版．埼玉：カイ書林，2015：34-37．

支持基底面
support base surface

　支持基底面とは、体重を支えている床面積のことを意味する。支持基底面が広く、重心が低く、重心が基底面中央に近づくほどに物体は安定する。たとえば両足で自立している人の支持基底面は両足に囲まれた床面積（A）であり、この人が杖をつくことによって支持基底面は杖と両足に囲まれた床面積（B）に拡がり、安定が増す。介助を安全に実施するためには、介助者が十分な支持基底面を確保するとともに、重心の位置（高さと基底面中央からの距離）を考慮することが重要である。

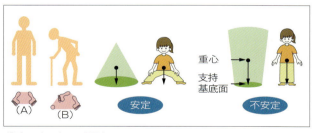

ボディメカニクスの原則。

参考資料
介護応援ネット．ボディメカニクス．https://kaigoouen.net/skill/shift/48（平成30年3月23日アクセス）

社会的入院
social hospitalization

その他

　入院本来の主旨である医学的な入院加療の必要性がないにもかかわらず、在宅療養ができないために長期入院を続けること。介護目的の高齢者や社会復帰の不安な精神疾患患者ケースがある。不要な長期入院は医療費増大、ベッドの満床による救急患者の受け入れ困難など様々な問題を引き起こす。日本の医療制度は平均入院日数がOECDで一番長いことが指摘されている。厚労省は患者が自宅やグループホームなどで幅広い支援を受けられ、社会で安心して暮らせる「地域包括ケアシステム」の構築を目指している。

参考資料

厚生労働省. 長期入院精神障害者をめぐる現状. 2017. http://www.mhlw.go.jp/file/05-Shingikai-12201000-Shakaiengokyokushougaihokenfukushibu-Kikakuka/0000046397.pdf(平成30年3月9日アクセス)

手段的日常生活動作（IADL）
Instrumental Activities of Daily Living

その他

　日常生活動作（Activities of Daily Living）とは、人が日常生活を送るために習慣的に繰り返す、食事、排泄、運動や入浴などの行動のことであり、IADLとはこれより一段階複雑な行動である買い物や交通機関の利用などを指す。これらは高齢者の生活機能の評価尺度として用いられ、より複雑な行動であるIADLの障害がADLの障害より前段階で発現する。IADLの評価にはLawtonの尺度、老研式活動能力指標、DASC-21などが、ADLの評価にはBarthel Index、Katz Index、DASC-21などが用いられる。

参考資料

1. 日本老年医学会. 手段的日常生活動作(IADL)尺度　健康長寿診療ハンドブック. 東京：メジカルビュー社, 2011；137.
2. Lawton MP, Simon B. The ecology of social relationships in housing for the elderly. Gerontologist. 1968；8（2）：108-115.
3. 日本老年医学会. Barthel Index(基本的ADL)　健康長寿診療ハンドブック. 東京：メジカルビュー社, 2011；139.
4. Mahoney FL, Barthel DW. Functional evaluation：The Barthel Index. Md State Med J. 1965；14：61-65.

スピーチロック
speech lock

　言葉による拘束。介護施設などにおいて、職員の言動が利用者の行動を抑制し、制限する職員の言葉かけのこと。具体的には「動かないで！」「触らないで！」「立ったらダメ！」などである。

　日常業務の忙しさから、ついイライラ感による無意識な言動は、利用者の行動障害や不穏な状態を引き起こす原因となることを認識すべきである。お互いの良い関係を構築するには、職員はコミュニケーションを有効活用して、場の雰囲気を良くした実践ができるような意識付けが大切である。

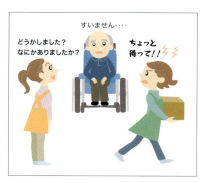

スピーチロックの例。

尊厳死
death with dignity

その他

　人間としての尊厳を保って死ぬこと。死期を単に引き延ばすためだけの延命措置を断わり、自然の経過のまま受け入れる死のこと(日本尊厳死協会)。すなわち、尊厳死は延命治療を休止すること。日本では尊厳死が法的に認められるという状況下ではない。安楽死は患者の命を絶つ行為をしたり、自殺を幇助(ほうじょ)すること。患者は延命処置を控え、死の迎え方を選択することができるが、医師は命を救いたいという使命と患者の思いを尊重したい思いとのジレンマに悩むことが多い。

　判断能力が保たれている間に自分の希望を書くリビング・ウィルがある。

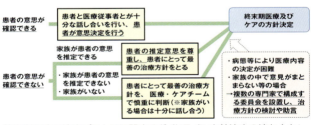

終末期医療の決定プロセスに関するガイドライン方針決定の流れ(イメージ図)。

参考資料

1. 厚生労働省. 人生の最終段階における医療の決定プロセスに関するガイドライン解説編. 2018(改訂版). http://www.mhlw.go.jp/file/05-Shingikai-10801000-Iseikyoku-Soumuka/0000191282.pdf(平成30年3月9日アクセス)
2. 日本尊厳死協会. 尊厳死. 2018. http://www.songenshi-kyokai.com/(平成30年3月9日アクセス)

ドメスティック・バイオレンス（DV）
Domestic Violence

その他

　配偶者や恋人など親密な関係にある、またはあった者から振るわれる暴力。ドメスティック・バイオレンス（以下、DV）には殴る、蹴る、叩くなどの身体的暴力だけでなく、無視をしたり、脅したりするなどの精神的暴力、生活費を渡さないなどの経済的暴力、セックスを強要するなどの性的暴力も含む。配偶者からの暴力は、犯罪となる行為をも含む重大な人権侵害であるため、DV防止法が2001年に制定。DVの背景は強者が弱者を力で押さえつけ、コントロールするという関係がある。精神的DVに似たモラルハラスメントは、一般論すなわちモラルを利用して被害者の罪悪感を引き出し不安にさせることをいう。

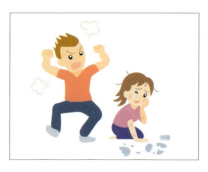

DVの相談件数は、年々増加傾向にある。

参考資料
1．法務省人権擁護局．ドメスティック・バイオレンスDV．2018．www.moj.go.jp/jinkennet/asahikawa/pdf/DV.pdf（平成30年3月9日アクセス）

その他

日常生活動作（ADL）
Activities of Daily Living

　人が日常生活を送るために、共通に繰り返す、さまざまな基本的かつ具体的な活動のこと。高齢者の生活機能の尺度として用いられる。実際のADL能力を評価、指導をするには、「できるADL（基本動作）」と「しているADL（応用動作）」のレベルに分けて捉える。

　ADLを評価するには、高齢者の日常生活の自立度を客観的、かつ短時間に判定することを目的として作成された尺度や判定基準がある。ADLの指標としては、Barthel Index、Katz Index、DASC-21などがある。

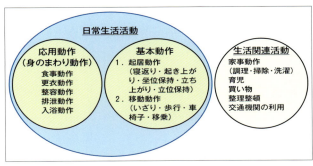

身のまわり動作、基本動作、日常生活活動と生活関連活動との関係。

参考資料
1. 日本老年医学会. ADLの評価法. 2018. https://www.jpn-geriat-soc.or.jp/tool/tool_03.html（平成30年3月9日アクセス）

ノーマライゼーション
normalization

その他

　ノーマライゼーションは、障害者と健常者が分け隔て
なく普通に共存できる社会こそがノーマル（正常）な状態
であるという理念のもと、そうした正常な社会を積極的
に創造していこうとする活動や施策、またその推進のた
めの運動を意味している。その歴史は、デンマークで起
こった知的障害児施設の待遇改善運動がその起源とされ
る。後に生まれたバリアフリーやユニバーサルデザイン
は、ノーマライゼーションの考えを具現化する取り組み
として発展を遂げ、現在に至っている。

参考資料

1．栢野健三．社会政策の歴史と理論．救貧法から社会保障へ．岡山：ふくろう
　出版，2005.
2．ベンクト・ニィリエ（著），ハンソン友子（訳）．再考・ノーマライゼーション
　の原理．その広がりと現代的意味．東京：現代書館，2008.

バリアフリー
barrier free

　障害者を含む高齢者などの社会的弱者が、社会生活に参加する上で生活の支障となる物理的な障害や、精神的な障壁を取り除くための施策、もしくは具体的に障害を取り除いた事物および状態を指す用語である。

　英語圏では「設備やシステムが広く障害者や高齢者などに対応可能であること」を指して、アクセシビリティ（accessibility）という用語を用いる。一方、バリアフリー（barrier free）は、建物の段差を取り除くことなどの意味に用いる。

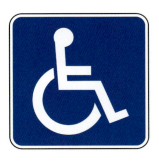

障害者のための国際シンボルマーク。障害者が容易に利用できる建物、施設であることを示す。対象を車椅子の利用者に限定したマークでない。

ユニバーサルデザイン
universal design

　文化・言語・国籍の違い、老若男女といった差異、障害・能力の如何を問わずに誰もが利用することができる施設・製品・情報の設計（デザイン）のことである。この概念は米国ノースカロライナ州立大学のロナルド・メイスにより初めて提唱された。ユニバーサルデザインの7原則には①公平な利用②利用における柔軟性③単純で直感的な理由④認知できる情報⑤失敗に対する寛大さ⑥少ない身体的な努力⑦接近や利用のためのサイズと空間の確保――の項目が含まれる。

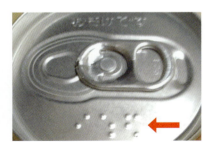

ユニバーサルデザインの一例。缶チューハイに点字で「おさけ」と表示されている。

リビング・ウィル

living will

その他

　生前の意思という意味。重病になり自分自身では判断できなくなる場合に備えて、あらかじめ終末期の医療などについて積極的な治療をどの段階でやめるかといった尊厳死の意思表明について記した書類のこと。高度先進医療で無理やり生かすことができる現在、天寿を越えて生きるのは、患者にとっては苦しいこともある。そういった医療現場の現状から、自分の意思を事前に書面にしておく方法が生まれた。超高齢社会と高度先進医療の結果、加齢による衰弱死「平穏死」という選択も医学界でも推奨されるようになってきた。

参考資料

大野竜三. やすらかな死を迎えるためにしておくべきこと. リビング・ウイルのすすめ. 東京：PHP研究所, 2011.

老老介護
elderly care by the elderly

その他

　介護が必要な65歳以上の高齢者がいる世帯のうち、介護する人も65歳以上である場合を「老老介護」と呼ぶ。高齢化が進んだうえに、世代をまたぐ同居が減った結果とみられる。利用料金の高さや他人を家に入れたくないなどの理由から、高齢者はヘルパーなどの介護サービスをあえて利用しない場合も多い。介護疲れによるうつ病や病気が後を絶たず、大きな社会問題となっている。同様に超高齢化とともに認知症の患者の増加により、被介護者、介護者双方が認知症という「認認介護」も深刻である。

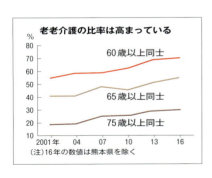

日本経済新聞（2017年6月27日）より。厚生労働省がまとめた2016年の国民生活基礎調査によると、介護が必要な65歳以上の高齢者がいる世帯のうち、介護する人も65歳以上である「老老介護」の世帯の割合が54.7%に達した。ともに75歳以上の世帯は30.2%と初めて3割を超えた。

付録資料　病棟関連

提出日　　　年　月　日

ヒヤリハット報告書

患者氏名		〔　　歳〕　　　　性別〔　男　女　〕					
患者影響 度分類		事例の種類 数字に〇を記入	1.治療・処置　2.手術　3.麻酔　4.検査　5.チューブトラブル 6.与薬　7.注射　8.点滴　9.輸血　10.採血　11.針刺し 12.薬液漏洩　13.その他（　事実　　）				
職　種	1.医師　　　　　2.歯科医師　　3.看護師　　4.臨床検査技師　　5.診療放射線技師 6.歯科衛生士　7.薬剤師　　　8.栄養士　　9.歯科技工士　　10.研修医 11.学生　　　12.歯科助手 13.看護助手 14.事務　　　　　15.その他（　　　　）						
所属					経験年数		年
発生日時 発生場所	西暦　　　年　　月　　日　　曜日　　　時　　　分頃						
勤務状況	1.非常に忙しい　　2.やや忙しい　　3.普　通　　4.ゆとりあり						

概要	【 発生時の状況 】
	【 対応と結果 】
	【 改善策 】
患者様・ ご家族へ の説明	

ヒヤリハット報告書の一例。（東京歯科大学水道橋病院医療安全管理マニュアル第 6 版より一部改変）。

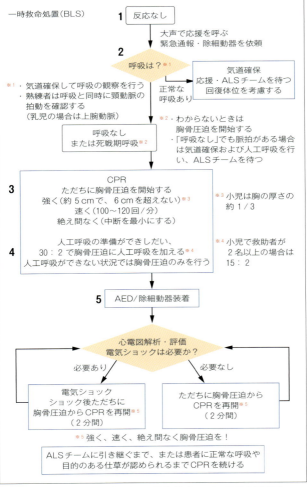

図　医療用BLSアルゴリズム（JRC蘇生ガイドライン2015より引用）。

INDEX

あ

アクセスフリー……………197
アクティビティサービス………43
アセスメントシート…………198
アドボカシー…………………199
アドボケイト…………………111
安静度……………………………9
医学的リハビリテーション……136
移送サービス……………………44
一次救命処置…………………137
イブニング・ケア………………10
医療ソーシャルワーカー(MSW)
……………………………112
胃ろう(PEG)…………………138
インフォームド・コンセント(IC)
……………………………200
ウォーキング・カンファレンス
………………………………11
うつ病…………………………184
栄養ケアマネジメント………201
エンゼル・ケア…………………12
オージオメーター………………24
オストメイト…………………202
オプタコン………………………25

か

カーデックス……………………13

介護ロボット……………………26
介護アテンドサービス士……113
介護給付…………………………45
介護サービス計画………………46
介護支援専門員(ケアマネジャー)
……………………………114
介護福祉士……………………115
介護保険施設……………………73
介護保険法……………………101
介護老人保健施設………………74
ガイドヘルパー………………116
ガウン・テクニック……………14
関節可動域(ROM)…………203
感染管理看護師(ICN)…………15
管理栄養士……………………117
気管カニューレ…………………27
義肢………………………………28
義肢装具士……………………118
機能訓練計画…………………160
居宅介護支援事業者……………75
居宅サービス計画………………47
居宅サービス事業者……………76
クオリティ・オブ・ライフ(QOL)
……………………………204
クリニカルソーシャルワーク…139
グループホーム…………………77
グループリビング………………48
ケアカンファレンス…………140
ケアハウス………………………78

220

ケアプラン、ケアマネジメント
……………………………161

経管栄養……………………………141

経鼻胃管（NGチューブ）…………29

軽費老人ホーム……………………79

ケースワーカー……………………119

ケリーパッド………………………30

健康手帳……………………………162

健康日本21…………………………163

言語聴覚士（ST）…………………120

後期高齢者…………………………164

口腔機能向上サービス……………49

行動療法……………………………142

高齢者共同生活支援事業…………165

高齢者保健福祉推進10か年戦略
（ゴールドプラン）………………166

誤嚥性肺炎（呼吸器疾患）………185

ゴールドプラン21…………………167

コミュニケーション
（言語的・非言語的）……………205

コミュニティケア…………………50

さ

細菌感染症…………………………186

在宅介護……………………………51

在宅介護支援センター……………80

在宅サービス………………………52

在宅酸素療法（HOT）……………143

在宅自己腹膜灌流（CAPD）……144

在宅復帰支援機能…………………168

在宅療法……………………………145

作業療法士（OT）…………………121

査察指導員…………………………122

支持基底面…………………………206

自助具………………………………31

施設サービス計画…………………169

市町村保健センター………………81

失語症………………………………187

視能訓練士（CO）…………………123

社会的支援ネットワーク…………53

社会的入院…………………………207

社会福祉士（SW）…………………124

社会福祉法…………………………102

若年性認知症ケア…………………146

シャント……………………………147

手段的日常生活動作（IADL）……208

準ユニットケア……………………170

障害者基本法………………………105

障害者の日常生活及び社会生活を
総合的に支援するための法律…103

障害を理由とする差別の解消の
推進に関する法律…………………104

ショートステイ……………………54

自立支援医療………………………171

シルバー110番………………………125

神経・運動障害……………………188

新ゴールドプラン…………………172

身体介護中心型……………………173

新寝たきり老人ゼロ作戦…………174

スピーチロック……………………209

生活援助中心型……………………175

整形外科疾患………………………186

清潔区域……………………………16

221

精神遅滞・発達障害…………190	トーキングエイド…………34
精神的ケア…………148	特別養護老人ホーム…………84
精神保健及び精神障害者福祉に関する法律…………106	ドメスティック・バイオレンス（DV）…………211
精神保健福祉士（PSW）…………126	トランスファーシート…………36
成年後見人…………127	
装具…………32	
ソーシャルワーク…………55	

な

難聴（伝音性、感音性、老人性）…192
21世紀における国民健康づくり運動…………176

た

ターミナルケア…………149
体位…………17
宅老所…………82
タッピング…………150
短期入所療養介護…………56
地域福祉権利擁護事業…………57
地域包括支援センター…………58
中心静脈栄養法（IVH）…………151
聴能訓練士（AT）…………128
通所介護…………59
通所リハビリテーション…………60
定期巡回・随時対応型訪問介護看護…………61
デイケア…………62
デイサービス…………63
デイホスピタル…………83
てんかん…………191
電動吸引器…………33
透析…………152
頭部保護帽…………35

日常生活動作（ADL）…………212
日本介護福祉会方式…………177
日本社会福祉会方式…………178
入浴介護…………64
認知症…………193
認知症ケア…………153
認知症ケア専門士…………129
認知症疾患医療センター…………85
認知症対応型共同生活介護…………86
認知症短期集中リハビリテーション…………154
ネブライザー…………37
脳血管障害…………193
ノーマライゼーション…………213

は

徘徊…………18
ハイケアユニット…………19
白内障、緑内障…………195
発達障害者支援法…………107

バリアフリー	214
パルスオキシメーター	38
ヒヤリ・ハット	20
福祉六法	108
プライマリ・ナーシング（個別看護方式）	21
ペースメーカー	39
ベッド	40
膀胱留置カテーテル	155
膀胱ろう	156
訪問栄養食事指導	65
訪問介護	66
訪問介護員	130
訪問介護計画	179
訪問看護	67
訪問看護計画書	180
訪問看護ステーション	87
訪問入浴	68
ホームヘルプサービス	69
保健師	131
ホスピス	88
補装具	41
ボランティアセンター	89

ま

マカトン法	157
看取り介護	70
民生委員	132
モーニング・ケア	22

や

有料老人ホーム	90
ユニットケア	158
ユニバーサルデザイン	215
養護老人ホーム	91

ら

理学療法士（PT）	133
リビング・ウィル	216
療養食	71
臨床心理士	134
老人憩いの家	92
老人介護支援センター	93
老人休養ホーム	94
老人健康保持事業	181
老人性認知症疾患療養病棟	95
老人デイサービスセンター	96
老人福祉施設	97
老人福祉センター	98
老人訪問看護指示	182
老人ホーム	99
老人保健法	109
老老介護	217

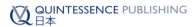

日本歯科医学会が選出 医科歯科連携に役立つキーワード200
歯科医師・歯科衛生士のためのポケットブック

2018年8月10日 第1版第1刷発行

監　　著　一戸達也 / 石垣佳希 / 弘中祥司

発 行 人　北峯康充

発 行 所　クインテッセンス出版株式会社
　　　　　東京都文京区本郷3丁目2番6号　〒113-0033
　　　　　クイントハウスビル　電話(03)5842-2270(代表)
　　　　　　　　　　　　　　　(03)5842-2272(営業部)
　　　　　　　　　　　　　　　(03)5842-2280(編集部)
　　　　　web page address　http://www.quint-j.co.jp/

印刷・製本　サン美術印刷株式会社

Ⓒ2018　クインテッセンス出版株式会社　　　　禁無断転載・複写
Printed in Japan　　　　　　　　　　落丁本・乱丁本はお取り替えします
ISBN978-4-7812-0638-7　C3047　定価はカバーに表示してあります